意象对话

认知行为治疗的中国化

杨发辉 胡雯 著

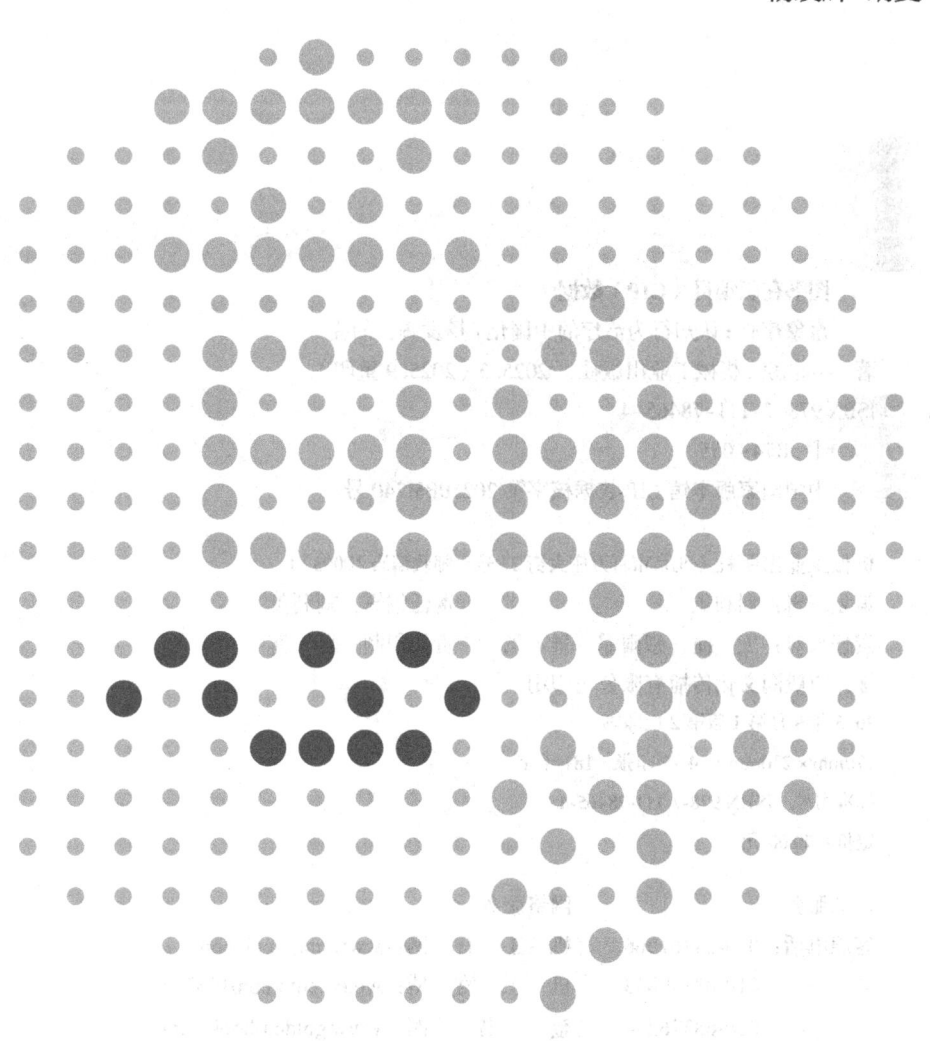

机械工业出版社
CHINA MACHINE PRESS

图书在版编目（CIP）数据

意象疗心：认知行为治疗的中国化 / 杨发辉，胡雯著 . -- 北京：机械工业出版社，2025.5（2025.9重印）. ISBN 978-7-111-78465-4

Ⅰ . R749.055

中国国家版本馆 CIP 数据核字第 20250BM240 号

机械工业出版社（北京市百万庄大街 22 号　邮政编码 100037）
策划编辑：刘利英　　　　　　　　　责任编辑：刘利英
责任校对：王　捷　张雨霏　景　飞　责任印制：邓　博
涿州市般润文化传播有限公司印刷
2025 年 9 月第 1 版第 2 次印刷
170mm×230mm · 14.75 印张 · 181 千字
标准书号：ISBN 978-7-111-78465-4
定价：79.00 元

电话服务	网络服务
客服电话：010-88361066	机 工 官 网：www.cmpbook.com
010-88379833	机 工 官 博：weibo.com/cmp1952
010-68326294	金 书 网：www.golden-book.com
封底无防伪标均为盗版	机工教育服务网：www.cmpedu.com

前言

在过去的10年里，我一直在思考如何将西方基于循证研究建立的认知行为治疗和中国文化相结合，推动建立适合中国人认知特点的本土化认知行为治疗模式。同时，将中国文化的智慧融入认知行为治疗体系中，为更多处于困境中的人提供支持和服务。

因为中国文化博大精深，需要借由一个支点来深入，我从分析心理学创立者荣格和道家思想的代表庄子那里得到启发和灵感。荣格专注于研究从自己心中涌现的意象，从中发现规律，建立了分析心理学。他从中国文化中汲取灵感，如卫礼贤所讲述的关于山东青岛"求雨者"的故事等，结合自身的体验，开发了关于意象和梦的积极想象技术。而庄子通过心斋、坐忘、庄周梦蝶、鼓盆而歌等修养方法和故事，让我们在脑海里呈现出相关意象，来体验道家的"天人合一、无为而治"等思想。此外，中国文字、敦煌石窟壁画、内蒙古岩画以及三星堆文化中的意象等也给予了我启发，让我进一步确认将意象作为认知行为治疗中国化的一个切入点。

基于意象的认知行为治疗的核心理念为：在认知行为治疗的基础上，通过对来访者意象的引出、表达、理解、转化及整合，结合中国文化中的智者意象，促进来访者认知领悟，再将领悟与在现实中开展的行动相结合，以实现对来访者的疗愈。

在认知行为治疗中国化的探索过程中，我有幸遇见德国哥廷根大学神经科学博士、波恩大学医学院博士后研究员胡雯老师，我们共同开展了基于意象的认知行为治疗的临床研究，在初步的临床观察中取得了比较好的结果，尤其是对想象力丰富的青少年、儿童和女性来访者。现通过此书将我们团队开发出来的这套心理咨询与治疗方法分享给读者。

在开展基于意象的认知行为治疗的研究过程中，要感谢很多人带来的帮助。谢谢我的督导老师、世界认知行为治疗联盟前主席 Keith Dobson 教授，给我 14 年一对一的督导和指引，指导我开展这方面的研究。谢谢我的博士生导师、国际心理分析协会中国分会首任会长申荷永教授，他将我引入了荣格的意象分析世界，感受荣格分析心理学的奥妙。谢谢我的分析师，洛杉矶荣格学院原院长李琪老师、法国心理分析协会原主席 Viviane Thaubier，她们这 10 年的陪伴指引我深入心灵，在梦和意象的世界里去体验和探索其中的奥妙。谢谢意象对话的创立者朱建军教授，我最早接触意象并开始系统学习就是从他那里开始的。谢谢机械工业出版社的编辑老师，为本书的出版做了很多工作。谢谢北师大心理学部党委书记乔志宏教授和各位同事，以及西南大学心理学部的各位领导和同事，给我提供了机会和空间去开展这项研究。谢谢我的学生们，如沈哲彬、刘诗雨、蒋西贝、万宇彤、孙羽彤、王怡喆等，她们直接参与了本项研究并做出了很多贡献。谢谢我的爱人齐乐博士和女儿杨诗菡、杨诗洋及家人，她们给予了我很大的支持。

尽管我们已经竭尽所能写好此书，但难免还有很多不足之处，敬请各位读者批评指正。可以通过此邮箱直接跟我联系：251308527@qq.com。

杨发辉

西南大学心理学部

心理咨询研究与培训中心

2024 年 3 月 5 日

目录

前 言

第1章 意象是什么 /1
H同学和她的意象 /1
意象的概念与特征 /10
意象与中国文化 /16

第2章 意象与心理健康 /27
消极意象与心理困扰 /28
消极意象如何维持症状 /31
意象与心理咨询 /39

第3章 基于意象的认知行为治疗理论 /47

认知行为治疗概述 /47

意象在现代认知行为治疗中的应用 /52

意象与认知行为治疗中国化 /62

第4章 基于意象的认知行为治疗技术 /65

联想分析 /65

积极想象 /75

意象重构 /88

意象暴露 /100

第5章 基于意象的认知行为治疗实操步骤 /116

模块一：意象调节 /122

模块二：意象体验 /133

模块三：意象分析 /141

模块四：意象想象 /153

模块五：意象智者 /163

模块六：意象生活 /171

第6章 基于意象的认知行为治疗案例 /177

玫瑰有刺，因为它是玫瑰 /178

寻找心中的净土 /200

结　语 /220

参考文献 /221

第1章 意象是什么

意象究竟是什么？意象有什么特征？意象在临床个案中的表现是什么样的？意象与中国文化是什么关系？本章主要围绕这几个问题展开。先从一个经过改编的真实个案入手，笔者将为大家呈现负性意象所带来的负性想法、情绪、感受和行为，通过循证的方式修正，负性意象变得更符合客观实际，其负性想法、负性情绪和行为也随之而改变。本章详细介绍了意象的概念，即在没有直接外部刺激的情况下，对感官信息的表征，及其伴随的体验。笔者还在本章中归纳、概括了意象所具有的虚拟现实性和象征性等特征，阐述了意象与中国文化的关系，并将中国文化中的意象与西方循证治疗的代表——认知行为治疗——相整合，取长补短，融会贯通，建立了基于意象的认知行为治疗体系。

H同学和她的意象

糟糕的自己

H同学是某中学初二女生，前来咨询的原因主要围绕着两方面的情绪困扰问题。一是学习很忙很累，没有休息时间；二是虽然在客观上成绩很好，在全班前一二名，但总担心自己"考不好""写不完作业"。咨询师询问来访者："如果10分代表情绪困扰特别大，超出了自己的负荷，0分代表一点儿情绪困扰都没有，那么0～10分，你现在的情绪困扰有几分？"来访者告诉咨询师，自己的情绪困扰有7分，并且自诉初二后有自伤想法，感觉很累，但似乎"什么都没做"。来访者接着说，每当脑海里出现一个鲜血淋漓的手腕的意象时，自己的情绪就会开始稳定，这样的意象可以安抚自己。咨询师询问H同学："如果用一个画面来描述自己7分的情绪困扰的话，那会是怎样的一个画面？"来访者描述了那个画面：自己坐在教室中，周围的同学都在指责她，她感觉自己很糟糕、一事无成，未能达到大家的期望，大家都对她感到失望。

咨询师进一步了解了导致H同学出现该状态的促发因素，具体有两个：一是每天下午自习时没有做完作业，导致作业堆积；二是考试来临前自己就会比较担心和紧张。了解了促发因素后，咨询师和来访者讨论了如何通过行动来改善情况。来访者规划了下周要做的事情：一是做好自己该做的；二是提醒自己不去想，告诉自己意象是未来可能发生，但不一定发生的情景；三是学会在意象里做自己，不需要在意别人的看法与指责；四是想象自己考好的画面，比如妈妈买了自己想要的东西（绘画用品等），且同学们都来夸奖自己，自己感到很自豪，觉得自己值得受到这样的夸奖。当来访者想到这些意象的时候，情绪是高兴和自豪的，情绪困扰的分数也从7分降到2分。咨询师询问来访者从这个过程中学习到了什么，来访者称，并不需要给自己添加那么多期望，做自己就好。接着，咨询师跟来访者讨论并确定了下周的行动计划：①把作业做完；②花时间复习；③不把复习拖得很晚，不熬夜；④安抚自己"你已经尽力了,不管考得怎么样,尽量做到最好"。

一周后同样的时间,H 同学开始了第二次咨询。她称自己本周感觉"还好"。只是"还好"的原因是来访者本周去外地参加了研学,严格的军事化管理让她感到很累。咨询师评估了 H 同学本周的主观情绪困扰评分,是 6 分,比上周少了 1 分。于是咨询师和 H 同学对为什么本周会少 1 分展开了讨论,来访者自诉是因为这周没有在学校很累地学习。咨询师邀请 H 同学聚焦于主要困扰她的意象,并进行体验。她说,"我坐在座位上,大家都指责我",表示有无助、悲伤、绝望的感觉。咨询师请她将这个意象用画笔画出来,她画出了如图 1-1 所示的意象。

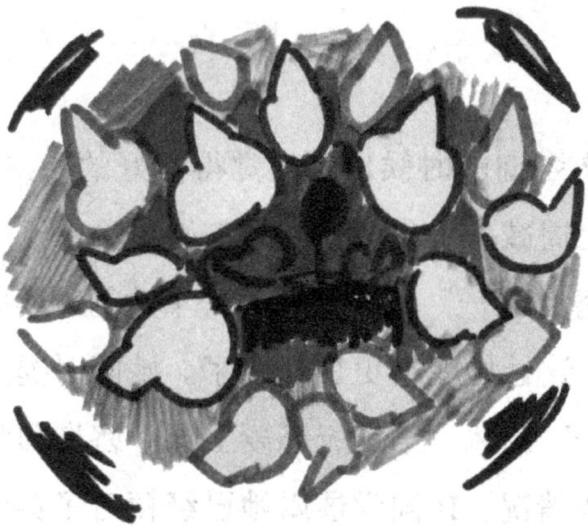

图 1-1

H 同学在咨询师的指导下就自己画的意象进行了描述:画面中间有个女孩低着头,四周都是伸出手指责她的人。咨询师请她再看着自己画的这个意象,去体验这个场景。当 H 同学再一次感受这种场景的时候,她又有了新的体验:感觉自己被围在很阴暗的空间里,压抑、窒息、喘不上气来，对自己感到很失望。此时H同学对自己的情绪困扰评分是7分。咨询师问："现在，你会如何来帮助意象里的那个女孩呢？"H同学说自己会试图把那些指责的声音挡住，将她从那个压抑的空间中拉出来，带她到一个明亮而宽广的地方。随后，咨询师询问H同学此时此刻的感觉，她回应说自己"如获新生"，她的情绪困扰从7分的压抑水平降到了2分。她感到快乐和高兴，对未来的生活充满了希望。接着，咨询师带着她用双手交叉，轮流拍动双臂10次，体验这种喜悦的感觉。她做完动作后感觉很开阔，认为自己前途光明，生活充满了动力。随后，咨询师和来访者讨论并确定了本周的行动计划：①和父母出去旅游；②在家里好好复习和预习；③多做喜欢的事，例如画画。

获得新生

H同学在第三次咨询的时候自诉"觉得挺好的"，并将主观情绪困扰评分为5分，比上周减少1分。咨询师与她讨论了这一变化，发现这是因为H同学的父母"五一"节放假期间去了她的外婆家，她感觉自己一个人在家挺好的，这让她变得更加自由了。她同时提到自己感到有点儿疲劳，因为"五一"调休，第二天还要上课。咨询师和她回顾了上次咨询的行动计划完成情况。H同学透露她已经预习了英语课和单词，并带了两本画画本，但她觉得里面有些画不太好看，所以没有给咨询师看。她只与咨询师分享了2023年4月17日画的这幅画（见图1-2）。

H同学觉得画画会让她感到开心，并且觉得自己的画很好看。她画的原本是一个男生，但由于她不太擅长画男生，所以画成了女生的样子。咨询师请她描述一下这个人，她说这是个动画人物，叫谱号，并向咨询师讲述了他的故事：他曾经历了很糟糕的事情，但他微笑面对，

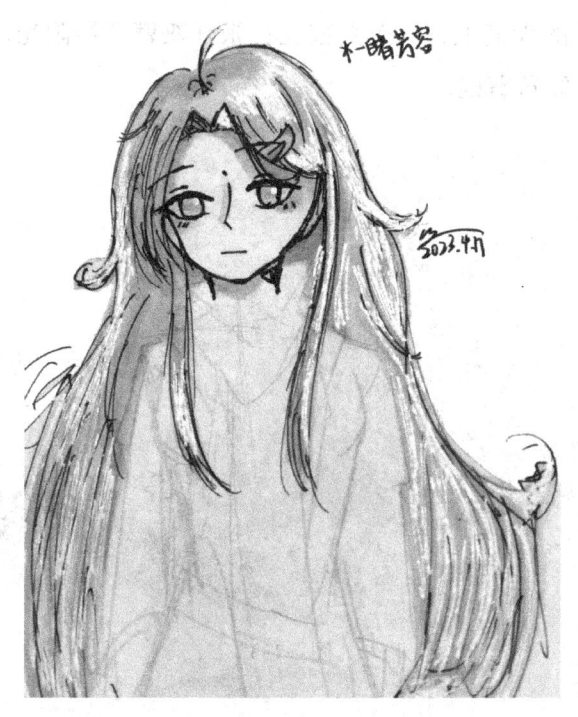

图 1-2

逐渐把过去遗忘了，并且有了新的生活和新的伙伴。他有三只眼，其中有一只在脖子上，并且拥有很强大的力量，但也正因如此，他感觉自己是另类，感到很孤单。咨询师问 H 同学从谱号的经历那里学到了什么，她回答说，他在经历那些事情后仍能开心生活，很厉害，自己也应该向他学习，比如在学习压力大、感觉自己很倒霉时，不沮丧，而是乐观面对悲伤和糟糕的事情。咨询师翻开 H 同学上次画的那个被人指责的女孩的画，问她，上次那个画里的女孩能从谱号的故事里学习到什么，H 同学说，挡住那些流言蜚语，去迎接美好的新生活。想到这里，H 同学感到开心幸福，情绪困扰评分也从 5 分降到了 0 分。咨询师请她画一下这种开心幸福的状态,这次她画了如下画面(见图 1-3):在一个明朗的晴天,一条宽阔的大道上,一个女孩正在张开双臂迎接阳光,让温暖的阳光包裹着她、笼罩着她。

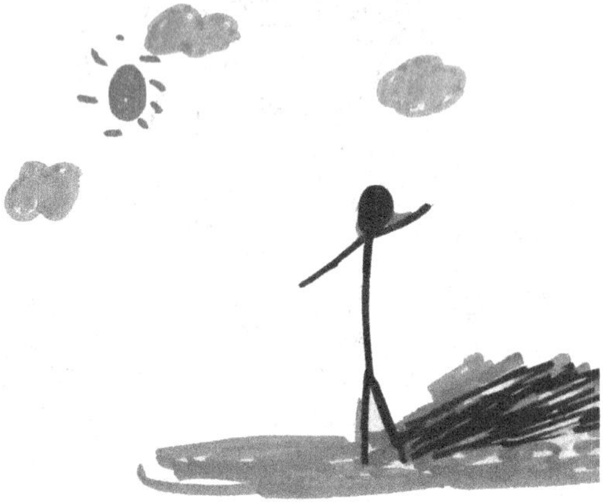

图 1-3

咨询师请 H 同学描述这幅画,她说,在一个明朗的晴天,一条宽阔的大道上,一个女孩迎接阳光,让其照在身上。咨询师询问 H 同学:"和上次的画相比,这次你看到了什么?"她说:"获得了新生,从一个狭小阴暗的空间,到了一个光明开阔的新天地。"咨询师问她:"接下来这周,你可以做什么来证明自己获得了新生?"H 同学规划了下周的行动计划:①做自己喜欢做的事,比如画画、听音乐、看书;②去交一些新的朋友。

在第四次来咨询时,H 同学称感觉本周"每天都很累",学业负担重,回家后没有多少时间休息,情绪困扰评分是 6 分。但 H 同学"感觉被指责"的情况好多了,现在不是很担心别人的指责,主观担心的评分为 1 分。咨询师邀请她对第二次咨询时的那个负性意象进行主动想象,在想象的过程中，H同学说她应该勇敢一点儿，自己把流言蜚语挡回去。她打破了包围圈，自己很自信地走出去，昂首挺胸。咨询师邀请H同学在咨询室里"昂首挺胸、自信"地走一下，她开始会感到局促，但当随后咨询师模仿那种状态走路的时候，来访者也走了两次。咨询师继续邀请H同学进行意象的主动想象，她感觉自己在迎接阳光和新天地，那些流言蜚语被打散了，她走到一个有阳光的、温暖的地方，想做什么就做什么，比如在一片有花的草原上，她可以做自己喜欢的事或者跟别人一起玩，也可以躺在上面晒太阳，她感到很高兴、很温暖、很幸福。咨询师问她此刻的情绪困扰是几分，来访者说是0分。咨询师邀请来访者聚焦到"很高兴、很温暖、很幸福"的感觉上，用双手交叉，轮流拍上臂10次。咨询师询问她拍后的感受，她说自己感到全身都很温暖和幸福。咨询师询问她开始咨询时累的感觉在身体哪里，来访者说在背部，咨询师又邀请来访者用双手交叉拍背部10次，询问她的感受，来访者说自己感受到背部很温暖，累的感觉没有了。咨询师请她每天回家想象那个积极意象，并用双手交叉拍背部10分钟。咨询师询问H同学从这个主动的意象想象过程中获得了什么启发，她说要勇敢一点儿，勇敢面对那些困难。咨询师和她讨论了接下来这周可以做些什么来让自己"勇敢"，她说自己会尝试做一些以前做不出来的题。

困顿的自己

一周后进行的第五次咨询中，H同学称"感觉挺累的，有很多作业要做，但自己总是拖到很晚才能完成"。这次她的情绪困扰评分为6分，对于自己"明明可以早点儿做作业，但总是拖延"的行为，她感到很自责。"我总是想着玩完了再学习，但玩手机游戏的时候总是忍不住，最后玩得很晚。"因来访者本次期中考试考到了片区前 100 名，所以父母在家里一般不管她。H 同学说自己有关于时间管理的困惑，常常玩到夜里 12 点多，然后才写作业到凌晨一点。

咨询师请 H 同学想象困惑时产生的那个意象，她说：有张书桌，上面有台电脑，灯是关着的，自己靠电脑的光写作业，旁边堆着很多作业，面前也有，人在这里玩着手机。咨询师询问来访者，看着这个意象有什么感觉，她回答说想先玩手机，再做作业，拖到很晚。咨询师请来访者画出这个意象，来访者画出了下图（见图 1-4）。

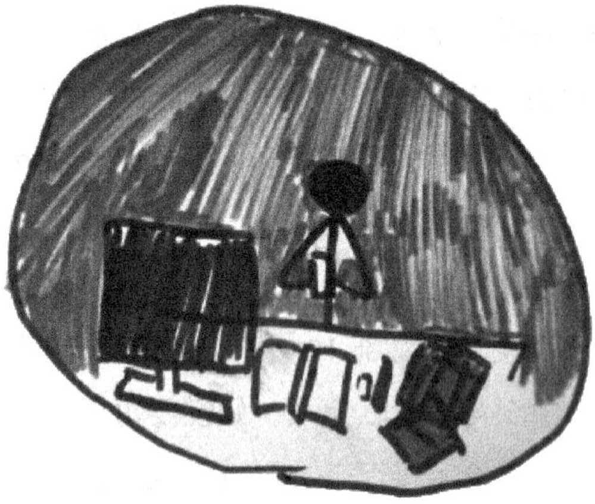

图　1-4

咨询师请 H 同学看着这幅图，询问这个意象给她带来了什么启发，她认为：①要先把该写的作业写完，再去玩；②先把手机放下，等写完作业后再拿出来；③如果控制不住玩手机的想法，就先把手机给妈妈，请她帮着保管，写完作业再找她拿；④在学校多做点儿作业，晚上 12 点前睡觉。咨询师与她讨论了本周要采取的行动计划：①在学校多写点儿作业；②回家赶紧写作业，写完再玩手机。

获得智慧

一周后,咨询师和H同学开始了第六次,也是最后一次咨询。H同学称自己这周每天都挺累的,快到期末了,作业很多,主观情绪困扰评分为6分。她本周回家做作业的拖延情况得到了改善,回家后有什么需要做的作业,她会尽快做。她每天十一点多能睡觉,但因为早上六点多要起床,所以有点儿困。

咨询师询问H同学,对她来讲,什么是值得过的生活。她认为是赚很多钱,可以做自己想做的事情,比如出国旅行,去了解那里的风土人情,这个时候会感觉自己是最自由、最快乐的。咨询师请H同学想象,如果在她的心里有位智者,这位智者是仁爱、慈悲、智慧的化身,那么他会是什么样子(这位智者可能是她曾经见到的现实中的某个人,可能是通过电视、电影看到的,也可能是自己浮现的意象)。她说,这位智者是50岁或60岁的样子,长得不算很高,留了胡子,笑的时候很慈祥,不笑的时候很威严,他会不停地学习,看起来很谦卑。咨询师请她就自己现在面临的困惑去请教这位智者,那位智者告诉她:"如果不去体验这种辛苦,以后得到快乐的时候,就感觉不到快乐。没有人生来就是聪明的、伟大的,要靠自己的努力才能成为伟大的人。"咨询师询问H同学,智者的话给了她什么启发。她认为,自己现在吃的这些苦,以后会转变为快乐和自由,经历了辛苦才能变得快乐。咨询师又询问她,此时此刻感受到的主观情绪困扰评分是多少。她说是2分。咨询师跟H同学讨论了以后可以做什么来帮助自己。来访者回答说:"可以想象美好的东西,告诉自己,只有吃得苦中苦,方能成为人上人;如果现在不吃苦的话,就得不到自己想要的东西。"有了这样的想法后,H同学感觉自己又有了努力的干劲。

咨询师跟 H 同学一起回顾了从第一次到最后一次的咨询过程，讨论了她可以帮助自己改善情绪困扰问题的计划，在祝福中结束了整个咨询。

通过 H 同学的故事，我们知道了意象和心理健康有着密不可分的关系。负性意象会带来负性情绪体验和行为，我们也可以通过觉察、体验、表达和调整负性意象，从而改变负性情绪和行为，促进个体的心理健康和人类福祉。

意象的概念与特征

意象的概念

什么是意象呢？当你听到"大树"这个词的时候，最先想到的是什么？可能对于大多数人来说，树的形象会第一时间、毫不费力、自动化地从脑海里浮现出来。如果给自己一些时间，允许这个形象在心中稍做停留，你就会发现，它会从模糊逐渐变得清晰。在你的"心灵之眼"中，看到的可能是一棵参天大树，在广漠的平原上遗世独立，也可能是一棵路边的小树，随风起舞、摇曳多姿。当树的形象变得越来越清晰，或许，你还可以隐约"听"到树上传来声声鸟鸣，微风拂过，树叶沙沙作响，送来阵阵清香。随着体验的深入，你仿佛来到了树下，感受到树荫投下的清凉，抑或是坚固挺拔的枝干所带来的稳定感，伴随这些感受，可能还有更深刻的联想或领悟，关于生命和成长，结构和秩序，抑或是智慧和觉悟。

上述这一连串在脑海中自动化的呈现，就是意象（mental imagery）。在认知心理学的研究中，意象被定义为：在没有直接外部刺激的情况下，对感官信息的表征，及其伴随的体验。意象体验中感觉的信息，不仅有视觉元素，还包括听觉、嗅觉、触觉等多种元素。所以，也有文献将意象生动地描述为"用心灵的眼睛看""用心灵的耳朵听"。在上面的例子里，当想象一棵树时，我们不仅"看"到了树的枝干，我们还"听"到了鸟语，"闻"到了花香，"感受"到了树荫投下的清凉给身心带来的舒适感。有神经影像学的研究指出，当想象某一事物时，和人们大脑内部的神经活动与在真实的空间面对或体验这一事物时，在相当程度上是一致的。这就可以解释，哪怕并未在现实世界真的发生，意象依然会给人们带来"身临其境"的感觉。

关于意象的界定，弗洛伊德是用三个德语名词来表述的：bild（image，意象），darstellung（figuration，造型）和 vorstellung（representation，表象）。法国心理分析协会前主席魏维安·蒂鲍迪（Viviane Thibaudier）在《百分百荣格》（*100% Jung*）里提到，荣格使用意念（anschauung）这一术语来描述"意象"，意思是专心地看，对所看的东西构成一种观念。荣格认为，那些从无意识当中来的意象，如梦境、幻想或者幻觉中的意象，为我们孕育着象征的意义，这些象征意义寻求被接受，以一种极其简单的表达方式，整体而唯一地表达着其本质所在。对荣格来说，意象是积极的材料，它们的出现是为了给意识指示一些到那时还不为意识所知的东西，并且在当时的形势下产生意义。意象具有一种积极的根基，因为它，进行人格转变才成为可能。

意象的特征

虚拟现实性

意象的这一虚拟现实的特征，在我们的日常生活中扮演着重要的角色，深刻影响着人们的感知、情绪、决策和行为。为了更好地说明这一点，你可以想象这样的场景：你接到了领导的任务，让你在下周的例会上做工作进展的阶段性汇报。可能很多人会留意到，就在接到这个任务的那一刻，一个关于自己正在向领导和同事们做汇报的画面，就会不由自主地在脑海中浮现。这个画面中，自己的表现是自信大方还是不尽人意？领导的面容是冷若冰霜还是带着欣赏的微笑？还有哪些同事在场？他们的反应又是怎样的？所有的可能性都通过同一个意象空间整体地呈现出来。显然，不同内容的意象会带来截然不同的情绪体验。哪怕只是短暂的瞬间，也足够影响人们后续的行动方向：要汇报哪些内容（协助决策）？以怎样的态度和方式来准备（形成计划）？也有可能，准备这个汇报意味着大量烦冗的工作。压力让人感到有些不舒适，以至于忍不住想把这个工作放一放，晚些时候再去面对它。不过，想象一下汇报结束，自己的表现让周围的人赞誉有加，关于如何继续推进工作自己也是收获满满，在意象的空间"预先体验"这种成就感和掌控感（或者相反的情况，自己因表现不佳被批评，以及随之带来的愧疚和失落感），可能就会促使你放弃拖延，尽快投入准备工作（增强动机）。

此外，意象还是人们在情绪低落的时候，自我调节的主要方式之一。我还记得自己上大学的时候，每当临近期末考时，我都会有意无意地去想象假期中的自己在做什么，通过意象"提前品味"自由和愉悦，虽然还没有去做这些事情，但是当下的身体依然能够体验到积极情绪伴随的放松感，它可以有效地改善埋头奋斗于复习资料所带来的身心疲惫（调节情绪）。当然，相反方向的调节也同样适用。假如感觉自己兴奋过头，也可以借助想象可能受到的挫折，来提醒自己保持谦逊或谨慎。

象征性

之前有两件事情在网络上引起了讨论。一是沉寂了15年之久的音乐人刀郎发布了新的专辑，里面有一首歌《罗刹海市》，短短几天就达到了100多亿的播放量。《罗刹海市》取材于蒲松龄的《聊斋志异》，讲述了帅小伙马骥来到了大罗刹国，那里的人长相丑陋，对于马骥这样的美丽青年，却将他当成了妖怪的故事。另外一件事是华为默默地在网上开卖新手机Mate 60 Pro，在海内外引发轩然大波，原因是该款手机突破了某些国家的封锁，实现了高水平芯片的国产化，诸多网友发出了"轻舟已过万重山"的感慨。这两件看似无关的事情，都有一个共同点：中国人的认知模式中常常体现出意象的象征性。歌曲《罗刹海市》以一个故事的叙事方式，让听众产生了一个滑稽的意象，以此来象征和讽刺这个世界中以丑为美的现象。而"轻舟已过万重山"则是生动表达了华为公司被某些国家以莫须有的原因进行了几轮制裁，以"小院高墙"的方式希望抑制华为和我们国家的科技创新，掐住我们半导体发展的"脖子"，象征了经过这几年的制裁，华为公司和我们的芯片行业面临"万重山"般的压力，但随着Mate 60 Pro手机的发布，突破了西方的制裁限制，呈现了"轻舟已过万重山"般的释然和洒脱。因此，意象通过象征的方式来传情达意，是中国人的重要认知特征。

意象是个体主观的"意"与客观的"象"结合而成的具象表现。通过意象象征性的方式来表达所思所感，还体现在了生活、色彩、文字、哲学等方方面面。如用鸽子象征和平，老虎象征威武，房子象征家，等等。诗人经常将主观的情感体验融入客观的物象中，达到"存心于物"和"寓意以象"的效果（薛伟，2023）。诗句"宝剑锋从磨砺出，梅花香自苦寒来"，用"宝剑"和"梅花"的意象象征着要拥有珍贵品质或才华等，就需要经历各种"苦寒"的挑战，不断地去"磨砺"，克服一定的困难。陶渊明用"采菊东篱下，悠然见南山"的意象象征了诗人隐居生活的闲适，表现出了人与自然浑然一体，和谐统一的状态。之前热播的电影《封神》以"狐妖妲己与纣王""姜子牙与武王"等意象人物的斗争方式，去象征人性与命运，包含了善恶、权谋、道德和精神境界等哲学思考。作为文化符号的色彩意象，包含着特定民族的共同记忆和情感表达，可谓一种具有丰富审美意味的视觉符号。色彩意象背后承载着深厚的文化内涵和历史价值，如中华民族自古以来对红色就有一种普遍的认同感，这是一种朦胧却又深深烙印在骨子里的色彩情结。人们普遍认为红色是吉祥喜庆、庄严、高贵且能够带来幸福感的色彩（赵越，2021）。汉字是先民们通过观物取象，将自身对客观物象世界的探索与主观的情意相结合，创造出来的一种文字符号，具有意象性特征。也就是说，汉字意象以自然物象为基础，是结合先民主观需要表达的情意抽象而成的一种象征意象（蒋乃玢，2019）。除此之外，太极意象、八卦意象、西藏唐卡等象征了中国文化和中国人精神中的对立统一、天人合一的哲学内涵。

在临床与咨询心理学领域，最早将意象及象征用于心理咨询与治疗的专家，是精神分析的开创者弗洛伊德。1893年弗洛伊德在《论癔症现象的心理机制》（"On the psychical mechanism of hysterical phenomena"）里首次提到了"象征性"，他是这样提出的："有的促发因素和病理现象之间只是一种称为'象征性'的关系，就像一个健康的人在做梦时形成的关系一样。例如神经痛是继精神痛苦之后，呕吐是继道德厌恶感之后。"弗洛伊德在《梦的解析》（*The Interpretation of Dreams*）中多次以象征性的方式解读梦的意象。如在一个梦里，弗洛伊德梦到"M医生面色苍白，微跛，并且胡子刮得干干净净"。他在分析其象征意义时，认为"刮胡子、跛行"象征他住在国外的兄长，因为他的兄长是胡子刮得最干净的人，近日他来信称自己因大腿骨的关节炎而行动不便。弗洛伊德在《精神分析导论》（*A General Introduction to psychoanalysis*）中认为"哲学家施尔纳应是梦的象征作用的发现者"，并写道："我们把这种梦的成分与其解译、解释之间的固定关系称为一种'象征'的关系，而梦的成分自身被称为潜意识梦的思想的'象征'。"

笔者的导师申荷永教授在其2012年出版的《荣格与分析心理学》里概括了荣格关于象征的定义：荣格认为当一个字或者形象超出了一般和其直接的含义时，便有了某种象征性或者象征的意义。在无意识水平上工作的心理分析，在很大程度上也是分析象征所包含的意义，即象征所包含的无意识的消息。荣格曾把"太极图"作为"可读的原型"，十分注重其所包含的象征性的意义和作用。魏维安·蒂鲍迪在《百分百荣格》里写道："象征是一种表达方式，超越了所有可理解的分析，表达着一些还不被我们所认识和理解的东西，表达着还无法言说的东西。"她告诫我们："象征不可以做任何事先的分析，象征只有具备孕育着意义的能力，才可以充满活力地存在着。如果它已经可以表示某个已知之物，那它就死了，不再是一个象征，而只是一个符号。"

对于意象的象征性的理解，荣格和弗洛伊德有不同的解读。弗洛伊德会予以自由联想，让意象与现实生活中发生的事件结合起来，或者用置换、替代等方式去解读意象，有时候甚至会用标签化和固着，如一个人梦到了一根柱子或者尖状物，就认为那是男性生殖器的象征，他也因此而饱受批评。荣格会从发展的视角来解读意象的象征，认为意象具有心理真实性和自主性，让意象的象征"具备孕育着意义的能力，充满活力地存在着"，从而逐步实现自性化过程，而不仅仅是一个标签或者符号。荣格的《红书》就描述了这样一个过程，让意象自发出现，充分表达，任其出现，如其所是，顺其自然。

意象与中国文化

中国文化中的意象表达

在中国文化的语境中，意象这一概念拥有更丰富的内涵，它不仅仅是个性化的感官体验，与个体成长的经历紧密相连，同时还映射着更为广阔的意义空间。很多自然的物象都有其特定的、约定俗成的文化内涵。比如，说到梅花，我们会很自然地联想到"梅花香自苦寒来"，会感动于它"凌寒独自开"的高洁。天地、风雷、水火、山泽，乃至花鸟鱼虫，都包含着某些超越自然事物本身的意义内涵，并在漫长的历史长河中深刻影响人们的情感和行为。这些意象一旦在脑海中生成，无须经过分析和推理，就能在刹那间引领人们进入某一共有的意义空间，唤起与这相关的情感和认知。在咨询实践中，这种联想往往与来访者的重要领悟或顿悟密切相关。通过意象的桥梁，来访者能够从一个全新的视角理解自己当下面临的困境，从而达到突破性的改变。

"意象"一词是中国古代文论中的一个重要概念。古人以为"意"

是内在的抽象的心意,"象"是外在的具体的物象;意源于内心并借助于象来表达,象其实是意的寄托物。"意象"这个词最早由南朝文论家刘勰提出,在《文心雕龙·神思》篇中他这样提道:"然后使玄解之宰,寻声律而定墨;独照之匠,窥意象而运斤。"主要是说在写作方面调动通灵的心灵,以声律的原则排布文辞的顺序,就像是看法独到的工匠用斧凿凭想象创作一样。意象概念现已被广泛用于神话、诗歌和绘画等多学科领域。所谓"意源于心,象托于物"。中国诗歌鉴赏意象意境,指诗人情志情意的具体物象,如"枯藤老树昏鸦,小桥流水人家,古道西风瘦马。夕阳西下,断肠人在天涯""举头望明月,低头思故乡""采菊东篱下,悠然见南山",以及《再别康桥》中的"轻轻的我走了,正如我轻轻的来;我轻轻的招手,作别西天的云彩"。

而中国文化里,与意象直接相关且被描述最多的,是关于梦的研究。在中国古代《黄帝内经》问世前虽没有专门对梦象的研究,但在《易经》《周礼·春官》《左传》《庄子》中均有一些梦象记载,并出现"六梦说""真人无梦"等观点,为后世梦的研究奠定了基础。《黄帝内经》成书于先秦至西汉时期,其中对梦象的探析主要体现在梦象与阴阳、五行、六淫、七情、藏象及脉象的关系等方面,并从中探讨提炼出梦与人体的生理病理关系(田琪,商庆新,2022)。这个阶段,对于梦的研究与解释逐渐发展。《荀子·解蔽》云"心卧则梦,偷则自行,使之则谋",认为梦是睡眠状态下一种特殊的心理活动;《墨子·经上》云"卧,知无知也;梦,卧而以为然也",认为梦是睡眠中以为自己看到的东西;庄子认为,人在睡眠时才能做梦,即做梦的前提条件是睡眠,如《庄子·内篇·齐物论》云"其寐也魂交,其觉也形开"。在传统中医古籍中,也多见对梦象的描述:《素问·脉要精微论》中提到"阴阳俱盛，则梦相杀毁伤。上盛则梦飞，下盛则梦堕，甚饱则梦予，甚饥则梦取"；《诸病源候论·虚劳喜梦候》载有《内经》中解梦的条文，并补充"寻其兹梦，以设法治，则病无所逃矣"。以上传统中医古籍提及的梦象似乎都跟身体的病理状况有关，看起来似乎跟愿望的满足关系不大，但从梦的内容及它的表示方式来看，这正是满足愿望的一种形式（Ho Kan Au & Zhang Jin，2018）。

中国文化与认知模式

中国人之哲学心理学思想甚为丰硕，中国本土心理学隐藏在东方哲学、中医等的背后，深深地影响着中国人的一言一行（冯帆等，2016）。如果要从中国的实际情况、中国文化的特点进行心理学的中国化研究，那么探讨中国文化究竟是如何影响中国人的认知与行为的就变得非常重要。北京大学的侯玉波（2002）认为，人的心理与行为根植于文化之中。中国文化着重"社会性"，中国人对"社会"与"个体"的关系及社会行为的看法、想法及做法，肯定会反映这种价值观，因此我们对中国人所表现的社会行为做出不同于西方心理学的解释。我国台湾知名学者杨国枢等对中国文化中的家族主义有深入的研究，他在1971年就已提出"家族化倾向"的概念："一种将家庭以外的团体与关系予以家庭化的习惯"。家族主义的认知信念，指家族延续、和谐、团结、富足、对名誉的重视等涉及的种种思想理念与价值观念，而中国人有强烈的关系取向（杨国枢，1988），在此取向中关系成为人际互动与社会行为的主要考虑因素。中国人关系取向的首要内涵是关系决定论（杨国枢，1988），即在社会互动中，自己与对方关系的种类与亲疏，决定了如何对待对方及其他相关事项。从认知心理学的观点看，中国人的家族主义中的认知内涵与知识体系可以说是一套复杂而有组织的基模。从更广的观点看，中国人的家族主义也可以说是一套复杂的心理框架。家族主义是中国人以往家族生活经验的总结成果，并且是中国人诠释、理解及组构新的家族生活经验的基本依据。

侯玉波、彭凯平等（2016）做的实证研究指出，东西方文化差异带来了思维方式的差异化，促使源于西方的心理学理论和方法需要进行中国化。中国人更强调整体与辩证的思维方式，而西方人更注重思维中的逻辑性。这揭示了文化影响人的心理与行为机制，即文化是通过认识论来起作用的，东西方在认识论上的差异决定了双方在诸多方面的不同。因此，要想真正理解中国人的思维方式，就必须从中国文化本身出发，去深入探讨中国人思维方式的结构，以及这种思维方式对中国人的心理与行为有怎样的影响（侯玉波，2007）。

中国文化有着五千年的沉淀，是丰富而珍贵的宝藏，现在需要充分挖掘我国古代心理学思想这个宝藏。中国传统心理治疗主要蕴藏在中医学中，在民间也流传过一些类似的心理治疗方法，包括情志相胜、情志相反、语言开导、物证释疑等。与现代心理治疗相比，传统心理治疗有着较为明显的自发性和经验性，缺乏系统的病理心理理论体系和可遵循的具体操作方法（向慧等，2006）。《黄帝内经》云："古之治病，惟移精变气，可祝由而已。"王冰将祝由解释为"祝说病由"，包含着暗示与认知疗法的内容，是我国本土心理治疗的雏形（冯帆等，2016）。中国文化中关于"知与行"有深入的辩证研究。老庄"行而后知"，孔孟"知而后行"，王阳明"知行合一"，孙中山"知难行易"，这些论述对中国人的认知行为模式有着非常重要的理论价值。任何一个人都是生长在一个特殊的文化体系、历史阶段及社会制度之下的。社会化的过程，使每一个人都将这些文化价值观、历史沉淀及社会制度所内含的逻辑，转换成自身对事、对人、对世界的看法的"部分"，从而影响了个体的行为及其表达方式。然而，个体的行为也绝非文化、历史及社会所形成的大模子下刻出的小模子。个体作为"人"，有自己的需求，他的行为也必须满足个体的需求。所以个体的行为应该是调适"个体"在"社会"中所必须尽的责任及满足个体需求的一种妥协结果。每个人对事、对人、对世界的看法，正反映出这种妥协调适的结果。

具象思维是个体认知模式中的主要组成部分，鲁杰（2011）经过研究发现，具象思维的含义在于：一方面通过形象性的概念与符号去理解对象世界的抽象意义；另一方面，它又通过直观性类比推理的形式去把握和认识对象世界的联系。与西方常用的逻辑思维方式不同，中国人更偏向于使用具象思维。具象思维是自古以来中国人非常重要的思维方式，意象是具象思维的内容。具象思维倾向于对人体之"象"做整体性的思考，具有整体性、功能性、直觉性、动态性、经验性、非逻辑性等特点。如阴山岩画、伏羲八卦图、大足石刻里的《牧牛图》，都是古代中国人用意象表达内在心灵世界的例子。文学作品中也经常用意象来表达文字所不能完全表达之意，如老子用"水"的意象来描述"上善"，"上善若水，水利万物而不争……故几于道"；庄子用"梦蝶"来表达物化体验，用"树"来象征"无用之用，乘物以游心"；王阳明用"岩中花树"来表达其"心外无物"的主要心学思想；慧能用"菩提本无树，明镜亦非台，本来无一物，何处惹尘埃"的意象来表达其禅宗的空性。《易传》对"象"的表达功能进一步做了阐发，使意象成为人类认知与探索规律以及表达认知成果的思维方式，从而使意象成为表达"道"的重要思维方式。

具象思维也是人与生俱来的重要的思维方式和表达方式。很多未成年人，尤其是低龄儿童的思维方式与表达方式，几乎都是以意象的方式进行。如喜欢"索菲亚公主"、听寓言故事、玩英雄救美的游戏、看《喜羊羊与灰太狼》《熊出没》之类的动画片等。同时，梦也是人以意象为载体的重要的具象思维与表达方式。几乎每个人都会做梦，弗洛伊德就是通过对梦的分析开启了现代临床与咨询心理学体系。贝克（1963）发现抑郁的病人总会冒出负性想法，影响了其抑郁情绪，因此，他有个灵感：如果改变这些人的想法，是否抑郁就会改变呢？在做实验的过程中，他发现了这确实有效。而以意象为桥梁去探寻理解中国人行为背后的认知系统，找到最关键的图式加工方式及行为模式，这是概念化的一个新途径。

逻辑分析的思维方式并不是认知重构的唯一途径。贝克指出，在意象暴露过程中——通过沉浸于意象并关注情感体验与身体感受，可能激活更多记忆素材，使来访者整合更多此前被忽略的信息。以意象为桥梁，意象是流动且转化的，通过丰富联想，让人们在直观感受中获得深刻领悟，实现"象以尽意"。在中国文化历史中，禅宗的"开悟"与诗词创作等，皆有大量通过具象表达抽象意义的例子。

即使是抽象的思考，也可以借助意象形象地呈现出来，这一点在汉语语言中尤其明显。林语堂在《吾国与吾民》中关于中国文学中的各种写作方法，是这样叙述的：

"中国人……大都探取最能明晓浅显的名词以使用于各种不同的范畴……'蜻蜓点水'谓笔调之轻松；'画龙点睛'谓提出全文之主眼；'欲擒故纵'谓题意之跌宕翻腾；'单刀直入'

谓起笔之骤开正文；'神龙见首不见尾'谓笔姿与文思之灵活；'壁立千仞'谓结束之峻峭；'一针见血'谓直接警策之讥刺；'声东击西'谓议论之奇袭；'旁敲侧击'谓幽默之讽诮；'隔岸观火'谓格调之疏落；'层云叠嶂'谓辞藻之累积；'湖上春来'谓调子之柔和，诸如此类，不胜枚举。句句都是绘声绘色……"

中文还常常用类似这样具象的方式来表达抽象的情绪，如"心花怒放""暴跳如雷""柔肠寸断""风声鹤唳"等。中国古代的先贤也常常通过"象"来表达对世界的认识和关于人生大义的哲思。最有名的莫过于《易传》中的名言："天行健，君子以自强不息""地势坤，君子以厚德载物"。

中国文化给基于意象的认知行为治疗带来的启示

中国文化博大精深，源远流长。其思想深邃精妙，需要从意象的角度来体会。如老子的"上善若水，水利万物而不争……故几于道"，还有"人法地，地法天，天法道，道法自然"等。道家代表人物之一的庄子是中国古代思想家里最善于用意象的方式来"传道授业解惑"的。无论是庄子《逍遥游》里的"鲲鹏展翅"，《齐物论》里的"庄周梦蝶"，还是《养生主》里的"庖丁解牛"等，都是用意象的方式来启发领悟的。中国文化给基于意象的认知行为治疗带来的启示，主要体现在六个方面：听之以耳、感之以心、辩之以理、虚之以气、遇之以神、顺之以道，具体阐述如下。

听之以耳。庄子在《人间世》里提到"听之以耳"，在使用基于意象的认知行为治疗开展咨询与治疗的过程中，倾听是基石，是开始。咨询师需要倾听来访者讲述的内容，尤其是用意象的方式表达出来的内容，以及来访者的言外之意。通过倾听进而收集资料、进行评估，引出来访者主要困扰背后的意象及其加工方式，开展基于意象的认知行为治疗的横向与纵向的概念化，分析来访者的意象图式。其中意象图式主要是指人们在日常生活里与客观世界互动的体验过程中所获得的反复出现的简单而基本的认知结构。当咨询师或治疗师真正听懂来访者的表达并能理解来访者适应不良的认知后，后面的咨询和治疗就会变得轻松简单了。很多时候，在来访者感觉到被人理解和懂得的那一刻，疗愈就已经开始了。

感之以心。在倾听的过程中，不仅仅是耳朵在进行工作，心也要进行工作。事实上，心的工作可能更为重要。在中国的文化背景中，咨询师在咨询的过程中，要用心去感受来访者表达出来的意象。真正的共情和理解需要深刻的内省，这是笔者在近 15 年的督导和培训中观察到的国内咨询师有待提升的地方。尽管很多咨询师有意识，但往往只是昙花一现。很多咨询师用大脑理性地分析来访者的情绪状态，而非真正用心去体验来访者的情绪状态，并非真正走进来访者的心里。当咨询师能够真正走进来访者的心里，去感受来访者的情绪、体验和感觉，来访者的心扉就可以打开，很多困惑就迎刃而解了。

辩之以理。中国古代的很多思想家强调从辩证的角度来看待事物。如老子在《道德经》中多次以辩证的思想来看待事物，第一章就写道："道可道，非常道；名可名，非常名。无，名天地之始，有，名万物之母。"其意是："道"是可以用言语来表述的，它并非一般的"道"；"名"也是可以说明的，它并非普通的"名"。"无"可以用来表述天地混沌未开之际的状况；而"有"，则是宇宙万物产生之本原的命名。在《道德经》第十一章里提出的"三十辐共一毂，当其无，有车之用。埏埴以为器，当其无，有器之用。凿户牖以为室，当其无，有室之用。故有之以为利，无之以为用"，其意是：三十根辐条汇集到一根毂中的孔洞当中，有了车毂中空的地方，才有车的作用；揉和陶土做成器皿，有了器具中空的地方，才有器皿的作用；开凿门窗建造房屋，有了门窗四壁内的空虚部分，才有房屋的作用；所以，"有"给人便利，"无"发挥了它的作用。这些都体现出"有"与"无"的对立统一。再譬如庄子以树的"无用之用，方为大用"、朝菌与大椿对时间感知的对比、燕雀与鲲鹏之间的对话来辩证地看待不同事物，也彰显了对立统一的规律。此辩非强加观点或者为了辩论而辩论，而是提出了中国文化倾向于从辩证的角度来看待意象。

虚之以气。关于这部分，庄子在《人间世》里有很好的描述："若一志，无听之以耳，而听之以心。无听之以心，而听之以气。听止于耳，心止于符。气也者，虚而待物者也。唯道集虚。虚者，心斋也。"其意是这样的：摒除杂念专心一意，要用心听而不要用耳听，接着不再着意于用心听，而要用气听，气因虚来容纳万物，这个虚就是心斋。庄子很好地用了"气"和"虚"的意象来描述解释什么是"心斋"，所谓"心斋"即"斋心"，也就是洗净内心、洁净内心（刘昌，2024）。颜回回应道："以前我未曾顺气时，是以自我为中心。我顺气之后，便不以自我为中心。"而中国文化强调整体与体验，强调"天人合一"这样对立统一中的平衡，这与认知行为治疗中强调问题解决、指导性和结构化似乎有着对立与矛盾，但中国文化强调了对立中的统一，认知行为治疗中的注重关系、引导性发现和关注当下，尤其是第三浪潮的接纳、慈悲、正念与平衡就有了共融共通之处。将西方的理性与东方的觉悟互补互通，已经在临床中取得了很好的疗效，似乎在此时已经完整和圆满了。

遇之以神。庄子通过《庖丁解牛》这样一个故事，让我们产生一个视觉化的意象，来理解"神遇"。具体描述是，庖丁释刀对曰："臣之所好者道也，进乎技矣。始臣之解牛之时，所见无非牛者。三年之后，未尝见全牛也。方今之时，臣以神遇而不以目视，官知止而神欲行。"其意是："我追求的是道，这已经超过一般的技术了。起初我宰牛的时候，眼里看到的是一头完整的牛；三年以后，就再未见过完整的牛了。现在，我凭精神和牛接触，而不用眼睛去看，感官停止了而精神在活动。"庄子用"以神遇而不以目视，官知止而神欲行"来描述庖丁解牛的状态，并点出了其中的要点——"官知止"。这是西方认知行为治疗的核心——逻辑与理性，而中国文化强调的恰好是另外一面，就是不用刻意的逻辑和理性，而是体验、感应、领悟、随顺与自然。在这个过程中，精神就会自然而然地发生作用，荣格将其描述为"共时性"。这个方面，不是在思维层面工作，而是在意象层面，以及意象背后的被荣格称为"集体潜意识"的部分在发生奇妙的作用。

顺之以道。庄子在很多方面都在讲述这部分，如《至乐》中鼓盆而歌的故事，当他妻子去世，他原本也伤心，但想到：妻子来自哪里？自然；去世后到了哪里？回到了自然。这就是一种顺之以道。关于如何做到这一点，他在《坐忘》部分提到了。"仲尼蹴然曰：'何谓坐忘？'颜回曰：'堕肢体，黜聪明，离形去知，同于大通，此谓坐忘。"关于坐忘部分的翻译，陈鼓应先生在《庄子今注今译》（2020）中是这样说的："不着意自己的肢体，不摆弄自己的聪明，超脱形体的拘执、去掉智巧的束缚，和大道融通为一，这就是坐忘。"所以，坐忘就是顺之以道的具体方法。在基于意象的认知行为治疗过程中，咨询师要尽量减少对意象进行从个人角度出发的主观又自以为是的解读，让意象回归意象本身，以象尽意，顺之以道。

中国文化，尤其是道家理念，以意象隐喻的方式进行指引，强调天人合一、整体内在的体验与领悟，在认知上要顺应自然原有规律，在行为上要"无为而治"，尊重接纳自然之道。在体验与领悟的很多时候，语言和文字就略显苍白，所以，老庄以讲故事或叙事的方式，给我们建构了一个意象的空间，通过隐喻的方式来"传道授业解惑"。这种具象化的思维方式，成了中国文化的重要特色，也塑造了中国人的认知模式和行为模式，正如孔子所言，"书不尽言，言不尽意，立象以尽意"。因此，我们将意象与认知行为治疗进行整合，从意象的角度来进行认知行为治疗中国化的探索和研究，而这还需要我们再细细地领悟并实践之，走出我们自己的心理治疗与心灵成长之路。

第2章　意象与心理健康

意象本身是正常的心理现象，在人们的日常生活中，潜移默化地影响着人们的情感、认知和决策。然而，如果意象承载了过多负面的内容，就可能会带来强烈的情绪痛苦。如来访者正在与家人和朋友一起参加聚会，他可能会想象亲友在背后议论自己的身材和样貌，从而感到焦虑。或者如果意象常常不受控制地涌现，并过度抓取了人们的注意力，以至于影响了正常睡眠、饮食，干扰了工作、学习和人际关系，就可能会对心理健康构成威胁。

消极意象既可能指向未来，表现为对事件未来走向的负性预期或灾难化的想象，也可以指向过去，尤其是与早年不良经历或创伤相关的记忆，这些经历在潜移默化中塑造了个体对自己和他人的核心信念。反复出现的消极意象会强化负性信念，从而引发焦虑、抑郁等情绪困扰。同时，意象还会影响个体对当下事件的感知与信息处理。例如在公众面前演讲的情境中，如果一个人大脑中已经预先形成了一个自己表现不佳的画面，那么在实际演讲时，即便是一个小小的失误或卡顿，也会被敏锐捕捉并过度放大，导致这个人无法客观地评价自己的表现。由于对个体心理状态的深远影响，意象从心理咨询诞生伊始就备受关注。许多相关的理论和技术也应运而生。本章将首先简要探讨消极意象与情绪困扰之间的关系，接着通过自传体记忆、信息加工理论和学习理论，详细阐述消极意象是如何持续维持负面情绪和症状的。最后，笔者将简要梳理心理咨询领域中与意象相关的经典理论与干预技术。

消极意象与心理困扰

早在20世纪70年代，认知行为疗法的先驱阿伦·贝克（Aaron Beck）就已经指出了意象作为一种非言语的自动思维，是导致焦虑症状的重要的认知机制。在《焦虑症和恐惧症：一种认知的观点》一书中，贝克提出自发意象（autonomous images）的概念。

在这些案例中，似乎意象是令人不悦和焦虑的原因。这些自发的或无法控制的意象被激活，并且持续存在，来访者无法将其制止。我们发现，在这些急性综合征中，意象具有以下特点：首先，它们不受意志控制。即使一个人尽力试图摆脱它们，往往也只是徒劳。它们可能会时不时地被一些相关刺激唤醒，例如，听到某人出意外或是患绝症的时候。然而，它们通常也会在没受任何特定的外部刺激的情况下发生。一旦这些意象开始出现，关闭它们会变得非常困难。它们会持续或重复，直到个体的注意力被分散或是进入睡眠状态。其次，对于正在经历意象体验的人而言，那些悲伤的事历历在目，仿佛就在当下发生着，难以分辨是幻象还是现实，是过往还是当下。最后，负面情绪会被唤醒，恐惧和焦虑情绪会随着意象中事件的演变而起落和波动。

焦虑，简而言之，是对未来可能会发生的危险所产生的恐惧和担忧。焦虑的情绪并非总是不利的，事实上，适当的焦虑可以激励人们有效利用有限的时间和资源，为将要到来的挑战做好准备。然而，当危险发生的可能性被过度放大，当担忧耗费了过多的时间和心神，过于频繁的提心吊胆就会给个体造成情绪困扰，同时影响日常的工作和生活。在焦虑的发生和症状的持续过程中，意象的作用是至关重要的，因为它们可以被视为情绪的放大器。

患有焦虑症的来访者与一般人在运用意象的能力上并无显著差别，他们也能够用"心灵之眼"来看事物，用"心灵之耳"来听。然而，焦虑症来访者的意象中可能涉及更多关于自己在未来遭受不幸或者打击的场景。相较其他内容的意象，这些场景在脑海中更加生动和真实，而且难以受到个体意志的控制，让人仿佛身临其境，经受灾难以及它们所伴随的恐惧。这种前瞻性自发意象不仅加剧了担忧，还会导致个体在解决问题时更倾向于回避或冲动的行为模式，从而形成了意象、思维和行为三者之间的恶性循环，长此以往将会进一步加剧病情的恶化和反复。

前瞻性自发意象的内容常常与个体内心深处最核心的恐惧有关，简而言之，人们越是害怕和抗拒什么事情，越是会不自觉地想象它们的发生。对于有社交焦虑症状的个体来说，他们最担心的是自己在人群中表现糟糕，担心遭到别人的负面评价甚至羞辱嘲讽。因此，在他们的自发意象中，他们的自我表象往往不是光鲜亮丽的，而是笨拙、矮小、扭曲、孤独的，做着奇怪的动作或发出可笑的声音；周围的人，哪怕是最亲近的家人，也被他们想象成是充满敌意和不友好的。对于有广场恐惧症的来访者而言，最核心的焦虑通常涉及无法逃离可能会出现的危险或令人尴尬的情境。在他们的前瞻性自发意象中，最常出现的便是他们自己无力应对灾难时的场景，例如被困住、被恐吓、被遗弃等，即使理性上知道灾难发生的概率其实微乎其微，但也仍会感到惊恐。这样的意象加深了广场恐惧症来访者对特定场景的恐惧，进而也加剧了他们的焦虑症状。在贝克的著作《焦虑症和恐惧症：一种认知的观点》中，也提到了一些案例，说明意象的范围不仅包括视觉体验，还包括其他感觉通路的体验。

- **案例一** 我看到自己站在那里，除了内衣什么都没穿。我能看到自己的背部，赘肉堆积，垂到内衣上。我还听到自己在说："你真恶心。"
- **案例二** 我仿佛看到一张照片中的自己。穿着宽松的衣服，脸上长满痘痘，头发油腻。我超重了12.7千克，肚子上、大腿上都是脂肪，还有双下巴。我正吃着一根巧克力棒。衣服感觉绷得紧紧的，身上又热又湿，黏糊糊的。肚子感觉饱胀、不适，甚至恶心。吃了许多甜食后，嘴里的味道酸酸的。我还能闻到自己身上的汗味。

上述消极的意象很可能是导致众多心理健康问题的重要因素。在一项关于社交焦虑的研究中，研究者让社交焦虑症个体与陌生人进行两次对话。在第一次对话中，参与者被要求自发唤起并保持住一个负面的自我意象，这种负面的自我意象在他们的社交互动中常常会自动化地发生；在第二次对话中，他们则需要构建一个较为中立的、更符合客观现实的自我意象。结果显示，相比于第二种情境，第一种情境下的负性自我意象伴随着明显更高的焦虑水平。更重要的是，不仅社交焦虑症个体自己觉得自己表现得不尽如人意，即使一个不了解实验设置的"第三方"观察者也会做出一致的判断。也就是说,旁观者也会认为,在第一种情境下,社交焦虑症个体看上去更焦虑,表现不如在第二种情境下好。这表明意象在强化焦虑情绪、干扰社交表现方面发挥着关键的作用(Hackmann et al., 1998)。

消极意象如何维持症状

关于意象如何维持症状的问题,目前尚未有足够多的研究证据来支持一个明确的解释。基于现有的研究结论和多年的临床观察,我们可以尝试通过探讨意象与信念、解释偏差和行为应对之间的关系,来对这一问题做出讨论。

意象与信念

意象中的场景既可能关于过去,也可能关于未来。不过,那些反复出现的、与症状密切相关的自发意象,往往可以关联到童年或是青少年时期的一段不幸的过往。例如,怀尔德等人(Wild et al., 2007)通过访谈社交焦虑障碍来访者发现,每个不受主观意识掌控的、重复出现的意象都与一段不愉快的记忆有显著的对应关系。一名参与者描述,在意象中她总是看到自己脸上挂着愚蠢的表情,面色通红,姿势僵硬。相应地,她回忆起小时候自己在教室里,因为没有正确回答老师的问题而受到严厉的批评。当时的她,也是一样的满面通红,身体僵硬。另一名参与者,脑海中经常浮现自己摇晃不稳的形象,还发出奇怪的声音。相关的记忆则是他小时候在学校的操场上假装自己是一匹马,摇摇晃晃地跑着，并模仿马的嘶鸣声，结果遭到了同伴们的嘲笑。类似地，在广场恐惧症、强迫障碍和抑郁症来访者中，那些引发情绪痛苦和问题行为的意象通常也可以追溯到他们生命早期的负性记忆。这些意象在来访者心中持续存在，不断强化相关的负性情绪和信念，从而使他们的症状无法得到缓解（Hackmann, Clark & McManus，2000）。

这些生命早期的负性记忆是自传体记忆（autobiographic memory）的一部分，自传体记忆是指关于有意义的个人生活事件的记忆，它包括事件发生时的场景、个人对事件的认知以及伴随的情感。曾经发生过什么？那是一种什么样的感受？自己是如何理解这些经历的？比如，关于自己小时候第一天上学的记忆，尽管已经十分遥远，我还是能依稀记得教学楼的样子，能够隐约体会到自己当时的既兴奋又不安的心情。自传体记忆与自我密不可分，人们如何认知当下的自己，很大程度上取决于记忆系统如何叙述自己过去的故事。

意象与自传体记忆紧密相连。对大多数人来说，无论是有意识地去回忆还是不经意间想起，提取自传体记忆通常伴随着意象的出现。在讲述或重温过去经历的事件时，人们常常通过描绘一个又一个的场景来重建事件的细节。借由意象，我们的心灵仿佛打开了一扇通往过去的窗，记忆中的情境、声音和气味会再次浮现，已经消失的感受会再次被唤起。然而，意象并不止于关注过去，激活的记忆也不仅仅是扰动情绪，它还连接着内心深处的期待和渴望，进而潜移默化地驱动着个体当下和未来的行为。在意象的空间里，时间凝聚，过去和未来交织、融合，共同建构了当下对自我的体验。

需要指出的是，意象刻画的自我形象以及所反映的自我认知并非一成不变，而是流动变化的。尝试回想过去的一个美好时刻，比如中学时与好友结伴出游。我们可能会从第一视角来体验关于这段记忆的意象，"看"到同伴青春友好的面容，"听"到大家在一起时的欢声笑语，"感受"到当时的快乐愉悦。这个意象可能会唤起某一个自我形象：一个意气风发的自我，进而点燃自信、热情、希望的情感。然而，我们也可能会从一个旁观者的视角去看这个朝气蓬勃的自己，从而激活另一个截然不同的自我形象：一个有了更多人生经历的自我。在临床实践中，我们发现深入对体验和探索意象十分有意义。意象在流动中引领来访者去触及具有关键意义的经验。不同的自我形象不再被看作需要被讨论和分析的独立客体，而是逐渐同化、融入辩证统一的整体自我。

我们可以通过一个案例更好地说明自传体记忆、意象和自我认知的关系。一个青年女性来访者一直以来都处理不好与领导的关系，以至于频繁更换工作。对此，她感到非常困扰，为了缓解自己对领导的恐惧，她前来求助咨询师。来访者在谈到自己从小就"非常要强"时，描述了这样的一个画面："小学一年级或二年级的时候，在教室里，不知道谁把我推倒了，在我肚子上踩了一脚，然后从我的身上直接跨了过去。我想不起来那个人是谁，也不记得为什么会这样，但是我记得那种踩在我肚子上的感觉。虽然我当时没有真的受伤，但这还是让人感到很屈辱。"

这是一个对来访者个人而言极具意义的、典型的自传体记忆。大脑通过意象，重构了当时的场景（在教室里、被推倒、被脚踩）、躯体感觉（踩在肚子上）和感受（屈辱）。这个意象反映了自我认知的一个重要的方面，在随后的叙述中，来访者表达了这种感受："那种感受，就好像我的生命是棵小草一样。草在风里飘，因为营养不够，所以草尖有点儿黄。"而作为一棵草，她感受到"我的生命不重要"。有趣的是，来访者已经多次讲述这个经历，但在此之前她都是用玩笑的态度来讲这件事，也没有在讲述过程中感受到过类似屈辱的情绪。在这种情境下，我们也许可以推论，通过意象，被忽视的情感得以被重新体验，为自我整合创造了条件，尤其是在共情和接纳的氛围中。

"我的生命不重要"是一个关于自我的核心信念。与经典认知行为治疗不同，基于意象的认知行为治疗并没有对这一信念做过多的分析和讨论：它带来的好处和代价分别是什么？支持这个信念的证据有哪些？反对的证据又有哪些？可以如何修正这个信念，让它更合理、更符合现实等。咨询师只是鼓励来访者对草的意象去做进一步的体验——去体会一下草在风里飘是种什么样的感觉，来访者沉默良久，落下泪来。然后她说："就觉得很漂泊吧，然后想有个家，能够被保护。"

这种漂泊感和对家的渴望，驱动了来访者在职场上对领导负性评价的过度担忧，而更深刻的恐惧来源于无处归宿。这是一个重要的领悟，而它的发生又是那么自然而然、水到渠成。既不是来访者，也不是咨询师刻意追求的结果。

意象与解释偏差

关于意象与知觉的关系，很多认知心理学家做了研究，得出了一系列成果，但产生了一些争议。有学者认为意象与知觉相关联，而其他学者通过个案研究发现意象与知觉存在一定的差异性。科斯林（Kosslyn, 1973）通过一系列包含心理扫描任务的实验，证明了意象与真正知觉到的图像存在对应关系。帕基（Perky, 1910）的研究则发现意象与知觉之间存在交互作用。克赖曼等人（Kreiman et al., 2000）的研究发现一些神经元只对某一些客体有反应，而对另外一些客体没有反应，这些神经元被称为镜像神经元。它们的特性是不仅在感知一个客体时有反应，在想象一个客体时也有反应。勒比昂等人（Le Bihan et al.，1993）研究发现，知觉与意象都会启动视觉皮层。然而，也有研究指出意象与知觉存在差异（Chalmers，1993）。这意味着虽然有相似之处，但它们在某些方面可能有不同的特征和机制，所以需要进一步的研究来深入理解意象与知觉之间的关系以及它们在认知过程中的作用。

意象与解释偏差之间存在密切关系。我们周围的环境丰富多彩，但大脑并非能够接收和处理所有的信息。信息筛选的过程涉及很多不同的机制，而意象在这个过程中扮演着重要的角色。它就像一面无形的滤镜，会直接影响我们对周围环境的感知和理解。有一个有趣的现象可以说明这一点，如果在人们的左眼前呈现红色右斜条纹的图案，在右眼前呈现蓝色左斜条纹的图案，由于双眼分别呈现的视觉图案有很大的不同，这些信息会在大脑里竞争性地互动。人们的主观知觉体验会不自主地在两种信息之间不停切换，在一个瞬间看到的是红色右斜条纹，下一个瞬间眼前就变成了蓝色左斜条纹。这种现象被称为双稳态知觉。研究人员发现，如果观察者在这两个图案呈现之前被要求想象其中一个图案，那么在接下来的双眼竞争中，他们看到与想象中相同的图案的可能性显著提高（Dieter & Tadin，2011）。这表明了意象在信息筛选和知觉中的重要作用，它可以调节和影响我们对周围环境的感知体验。

人们对于心理意象的构建与他们在现实世界中的感知之间存在密切联系。这一现象不仅适用于对简单图案的知觉过程中，还同样适用于人们对他人情绪状态的感知中。在一项相关实验中（Blackwell，2023），研究者们设计了一个情绪评估任务，参与者需要根据照片中人物的面部表情来判断恐惧情绪的强度。参与者被分成两个平行的组，两组在感知他人情绪强度的敏锐程度上并无显著差异。在正式实验阶段，其中一组参与者在照片呈现之前被要求先在心中构建一个意象。实验结果发现，如果人们心中想象的是表情温和的面孔，那么即使之后在照片上看到面露惧色的人，他们也会认为恐惧程度并没有那么强烈。也就是说，温和表情的意象会降低让人们对他人恐惧情绪的敏感度。反之，如果预先构建了一个惊恐的表情意象，那么他们会倾向于将随后照片上的人评估为极度惊恐，尽管实际的情绪强度可能只是中等。与此相反，在没有预先构建意象的对照组里，这种现象则没有出现。

意象不仅影响人们对外界信息的接收，而且会干扰信息加工。有研究指出，当消极的自我意象被引出并盘踞心头时，会导致个体过度的自我关注，产生诸如"我表现得好吗""大家会怎么看我""我是不是太糟糕了"等疑虑。这自然限制了我们与环境的实时交互。这就好比一台电脑上运行着一个占用大量内存的后台程序，导致前台操作变得迟钝。一个思绪被负性的自我意象占据的人，如果被问及："你担心的情况现在真的发生了吗？"或者"有哪些支持的证据？又有哪些反对的证据？"他的反应会稍微慢一些，因为他当下的注意力未能有效分配到处理当下的外界信息上。这种情况还可能导致我们无法通过经验去评估和挑战那些不适应的信念。

这些来自实验室的研究结合临床观察表明：当人身处焦虑、抑郁等情绪痛苦中时，意象可能会自动化地出现，这些意象是对过去重要经历的具象化，却对当下施加了强大的影响。我们心灵舞台上的所见、所闻和所感往往与当下最核心的困扰相呼应，无论个体是否意识到这一点，这些意象都会影响他与外界的互动。情景会因心境低落而发生改变，导致整个世界似乎充满了阴霾。这种功能不良的交互还会强化情绪上的困惑和无助，进而形成一种负性的循环，使痛苦加剧。

意象还通过对感知觉的模拟，将抽象的思维认知与情感联系在一起。有学者形象地将意象的这一功能称为"情绪放大器"。这一点可以通过对先天性想象障碍（aphantasia）人群的研究得以说明。顾名思义，想象障碍的个体缺少甚至完全没有想象的能力，通过他们的"心灵之眼"，看到的只是一片空白。一项研究发现，正常人在实验里阅读虚构的恐怖场景时，会伴随着情感反应，皮肤导电性迅速增强。然而，患有想象障碍的被试者，在同样的实验条件下，皮肤电的变化微弱得近乎没有。想象障碍人群对书面文本不同寻常的反应模式，有力地揭示了基于意象的认知相比命题（如言语）认知，对情绪和行为有着更为深刻的影响（Wicken et al., 2021）。

意象与行为应对

如前文所述，意象像个"现实模拟器"，发生在意象里的场景对大脑而言，就好像真的发生了一样。在意象的空间里，人们得以重温过去、预测未来，心底深处的喜悦、哀伤、恐惧都在意象里以具象的形式呈现。焦虑、抑郁等情绪困扰，都会触发意象；意象又反过来放大消极的情绪体验。反复的、不受控的消极意象常常伴随着情绪痛苦，这个时候，一个新的可能性出现了：为了缓解这种情绪压力，让心灵获得一丝短暂的安慰，人们会下意识地做点儿什么，让意象消失，或者自己"感觉好"一些。在认知行为治疗里，我们将这种"做点儿什么"称为应对策略（coping strategy）。不同类型的精神疾病，尽管诊断标准不同，但其中的很多症状表现都可以概念化为强烈情绪困扰之下的应对策略：焦虑症表现为担忧、过度检查、回避以及各种安全行为；强迫症表现为强迫性行为、有"魔力"的仪式等；进食障碍表现为各种病理性的进食行为；抑郁症表现为反刍、寻求安慰、行为抑制，甚至自伤。这些应对策略的一个共同特点，就是它们可以让个体可以暂时"摆脱"和"忘记"情绪痛苦。这样，一条操作性条件反射的行为链就形成了：

消极意象 → 情绪困扰 → 应对策略 → 情绪困扰缓解

"感觉好"对大脑来说是个重要的信号，它会把这条应对策略标记为"有用"，然后存储在大脑深处，一个叫纹状体的地方。当再次面临类似的情绪困扰时，纹状体就会自动检索到它，这些过程是自动发生的，不受人主观意愿的控制。然而长期来看，人们很难从条件反射的行为应对中，习得新技能、得到自我的成长，相反，意象中所反映的对自我、对他人、对世界的信念会在一次次行为链的循环中，不断被强化。

咨询师也可以利用上述行为链的形成机制，借助意象，帮助来访者消除功能不良的问题行为，学习新的适应性的行为，进而达到治疗的目标。如贝克所指出的："通过反复幻想场景，可以减少焦虑和改进在公众演说或其他有压力的场景中的表现""幻想有助于实现技能和克服焦虑"。

杰尔姆·L. 辛格（Jerome L. Singer）在《心理治疗中的意象》(*Imagery in Psychotherapy*) 一书中描述了在认知行为治疗的临床应用中，多种利用意象实现的行为学习技巧，比如：

- **隐性强化**（covert reinforcement） 即通过想象积极、愉快的画面或场景，并深入体验意象伴随的积极的情绪和身体感受，以此为强化物来增加适应性的行为。例如，一个害羞腼腆的学生，她的困扰是不知道怎样去拒绝别人，结果给自己带来很多不必要的负担和麻烦。咨询师可以引导她想象自己在意象中运用刚刚学到的沟通技巧，并且尽可能细致丰富地去想象自己的尝试收获了令人欣喜的效果。

- **隐性厌恶性条件反射**（covert aversive conditioning） 即在意象中，将想要改变的问题行为与令人不快的场景结合起来，感受随之而来的消极情绪和身体感受，以减少问题行为。例如，一个有酗酒问题的人，可能会想象自己即将喝一口酒，然后在酒即将入口的瞬间他开始呕吐。这种方法对于强迫行为、成瘾都有不错的干预效果。
- **隐性消退**（covert extinction） 即想象行为并没有带来自己想要的压力释放，通过意象，将应对策略与情绪困扰缓解之间的联系打破。
- **隐性观察学习**（covert modeling） 即想象一个自己视为榜样的人遇到类似的困境时，会如何应对。

意象与心理咨询

意象在心理咨询理论体系诞生之前就受到了重视，甚至可以说意象的研究奠定了早期心理咨询的理论体系。弗洛伊德和荣格在意象领域有着开创性的研究和贡献，并因此建立了精神分析和分析心理学。1900年，弗洛伊德出版了著作《梦的解析》，标志着精神分析的诞生。他深入研究了梦中意象的形成以及梦境背后深层的意义，认为梦是一种愿望的满足，是受抑制的愿望经过改装而达成的，是个体潜意识的自我表现。他通过对梦的自由联想来揭示病人的神经症病理。

荣格根据自身所做的梦和产生的自发意象，结合体验与文化，进行心理分析研究，具有里程碑式的价值与影响。他主张通过积极想象的方式深入探究意象，将意象视为理解、整合无意识的工具，实现意识与无意识的和谐与协调，从而促进个体的自我实现。荣格的研究为心理分析领域引入了一系列重要概念，如斐乐蒙、阿尼玛、阿尼姆斯、曼陀罗、自性化等，都是通过对无意识涌现的意象进行研究发展出来的。其学生多拉·玛丽亚·卡尔夫（Dora Maria Kalff）拓展了积极想象的理论，并在荣格的支持下创立了沙盘游戏治疗。另一位荣格派学者罗伯特·博斯纳克（Robert Bosnak）在积极想象的基础上结合身体体验，创立了意象体现。中国学者朱建军教授创造性地吸取了梦的心理分析技术、催眠技术、人本心理学、东方文化中的心理学思想等建立了意象对话体系。本节简要介绍了基于意象的认知行为治疗的相关理论和技术——沙盘游戏、意象体现和意象对话，而核心技术如联想分析、积极想象、意象重构和意象暴露将在后面的章节中进行详细介绍。

沙盘游戏

沙盘游戏概述

卡尔夫在荣格的鼓励之下，在赫伯特·乔治·威尔斯（H. G. Wells）的"地板游戏"（Floor games）和玛格丽特·洛温菲尔德（Margaret Lowenfeld）的"世界技法"（world techniques）的基础上，吸取东方传统哲学的智慧并结合自己对荣格分析心理学的理解，提出了"沙盘游戏"（sand play）这一术语，并进行了开创性的工作。沙盘游戏是一种创造性的心理治疗形式，依赖意象和想象。其特点是来访者在安全的环境中，利用沙、水和各种沙具来创造意象。沙盘游戏中所表现的一系列意象营造出了沙盘游戏者心灵深处意识和无意识之间的持续对话。这种对话激发了心理治愈过程和人格发展过程。

对沙盘游戏的理解

积极想象（active imagination）是由荣格提出的一种分析心理学的核心方法，代表着个体意识自我与无意识达成协议、整合超越的过程（详见第4章第2节）。而沙盘游戏作为一种积极想象的形式，经过多年的发展，已自成体系。相对于其他积极想象的形式，沙盘游戏疗法结合了触觉、视觉和身体动作，通过使用沙子与各种沙盘工具创造了一个三维的具体世界。同时，咨询师营造了一个自由和受保护的空间，使来访者能够在现实中的此时此刻获得支持。蔡成后等人（2010）认为，沙盘游戏和积极想象基于共同的理论基础，采取了独特而富有表现力的三维象征性游戏形式，这是积极想象领域的创新发展。在沙盘游戏的过程中，来访者在一个自由和受保护的空间中，通过摆放一些缩微模具和塑造沙盘中的沙子，来访者的无意识得以自由呈现并展现在三维空间之中。这对应于积极想象的第一阶段，即无意识自由呈现。随后，来访者对自己所创造的沙画的理解体验，正对应于积极想象的第二个阶段，即理解无意识。沙盘游戏遵循积极想象的原则和注意事项，是一种通往无意识的积极技术。沙盘游戏中，个体创造的一系列意象以及由此引发的意识与无意识的持续对话有助于个体的自性化实现过程。

李北容等人（2017）认为，沙盘游戏中意象的作用来自其本质上积极想象技术的过程。事实上，沙盘游戏与积极想象技术关系密切。在沙盘游戏疗法中，来访者体验到自由与受保护的空间，其中自由的目的是让无意识自由发挥，让心性自由发展，以促进意识与无意识之间的自由交流。来访者用意象在沙盘中呈现无意识，感受沙盘中的意象，咨询师则引导来访者深入感受意象，进入意象及积极想象的过程。这些过程都是在利用意象做工作，于是意象可以说是沙盘游戏的核心。这些意象本身具有象征意义，也蕴含着情感，因此在利用意象时，建立与意象有关的意义和情感联系变得至关重要。

意象体现

意象体现概述

伯尼克提出了梦的工作方法和理论，并发展了积极想象的理论和技术。他借助梦象进行了限定性积极想象，主要方法为视角转换和共情机制，强调诠释的工作及身心统一的体验和想象。他把这个技术称为意象体现（symbolize imagination）（陈侃，2005）。意象体现的理念可以追溯到荣格的《红书》，即认为意象会对身体产生很大的影响，而梦是最强有力的意象形式。咨询师在处理梦的时候，可以从述梦者的视角转到梦的其他视角，这种方式可以直接作用于来访者的身体，通过影响身体来引导内在经验。意象体现着重于首先感知身体的感觉，然后情感浮现，最终形成对意义的理解。这种方法突出了身体与心灵之间的紧密联系，强调了身体感觉和情感在意象工作中的重要性。

对意象体现的理解

意象体现的理论基础源自复杂性系统理论，其旨在构建一个复杂性的感受系统，这个系统不仅能够嵌入某一特定系统中，还可以转变成更加多维的系统，以容纳不同的感受。意象体现与其他疗法的不同之处在于它关注多角度的同时叙事，不同的角度将会有不同的感受，通过述梦者从不同的叙事角度进行感受，从而更容易实现转化。此外，它强调了让述梦者和感受建立联系，当询问述梦者的感受时，会与其感受相互连接，让感受自然流露。意象体现的工作流程如下。首先，要求述梦者用现在时态来讲述梦或者白天的记忆，并且尽可能以置身意象环境中的角度来描述，将注意力集中于意象环境上，以帮释梦者找到一种处所感。然后，引导述梦者专注于情感反应。一旦梦的结构清晰，就需要制订如何在梦的环境中活动的策略。同时，将主要时间花在中心点上，从述梦者和释梦者两种视角进行探究互动。伯尼克强调，意象体现工作中最重要的是要慢慢进行，因为只有通过缓慢的过程才能真正感知各个元素。这需要去体验每个感觉，认真追随它，直到产生相应的身体感觉。既要遵循计划，也要随着其自发性的风走到哪儿算哪儿。

申荷永（2013）认为，伯尼克的意象体现方法是对荣格的积极想象理论基础和技术的进一步发展，理论上涵盖分析心理学心理整合的观点和炼金术的象征性思想。他将想象中的事物当作某种真实存在的化身，将梦境视为在心理上的真实的存在的东西。他在《意象体现与中国文化》中对积极想象和意象体现进行了有益的比较，认为伯尼克的工作思想是积极想象理论和操作的重大进步，克服了积极想象的一些问题，同时保留了积极想象的精髓，将模糊的积极想象技术转变成了可操作的方法，具体表现在两个方面：①传统的积极想象要求自我与无意识自主创造的过程对话，但这一过程往往充满伪造和自我表演。意象体现技术将自发创造的过程先交给无意识，即最真实的自主想象梦，来完成一部分，然后通过身临其境的方式引发更接近梦象的积极想象。这样自我在探索无意识的内容时就有了依据，并可以不断回到真实的无意识内容上。这在很大程度上解决了积极想象伪造的问题，同时也降低了积极想象的难度。

②积极想象通常涉及自我与无意识之间的对抗，意象体现工作进一步强调对无意识人格化象征的设身处地的理解，是以体验和经历为主的，而不进行外化表达。这一方法后来演变成成熟的"视角转化"技术，包含了从客观观察描述－共情体验，再到视角转化的一系列标准步骤。这样的步骤有助于提高积极想象中自我与无意识的互动程度，也增强了自我对无意识的人格化象征的理解和整合水平。

意象对话

朱建军老师在探索将意象用于中国的本土化心理治疗研究中，创立了意象对话，这也成为他的代表理论。朱建军等（1998）在《中国心理卫生杂志》上发表了一篇名为《意象对话技术》的文章，里面提道："意象对话技术是我们在心理治疗实践中发展的一种治疗技术，治疗师和来访者用象征性意象进行交流，以达到了解来访者潜意识和解决来访者潜意识中心理冲突的目的。这种技术融合了精神分析治疗中的释梦技术、分析心理学的主动想象技术、存在主义心理治疗家夏尔（J. E. Shorr）的意象治疗技术，并进行了改进。"到了2013年，朱建军等人对意象对话的概念进行了修正，将其定义为一种以原始认知为基础的心理疗法，其中意象被用作工作的工具。意象对话疗法包括创新的理论及一系列方法和技术。意象对话理论认为，原始的象征性的认知方式是在抽象思维形成之前，人类天生就具备的认知功能。在这种认知方式中，意象被视为基本的象征"符号"，而这种符号不同于抽象的逻辑思维中的符号。

朱建军老师详细阐述了意象对话的治疗机理，还利用各个意象之间建立的关系，推演出来访者种种不同的"故事"，从而帮助个体构成自己的心理世界。他在2016年的论述中指出："个体心理上的各种问题或者障碍，都是由这些意象构成的心理世界中的消极内容的故事所引发的。"苑媛等（2013）认为，基于意象对话的心理咨询与治疗的过程就是在意象构成的心理世界中，通过心理咨询师的存在、观察和行为，使得来访者的这些"故事"发生积极的转变，从而转变整个心理世界的。一个人内部心理世界的转变会自然地影响其对外在世界的看法，改变他的心态、情绪和行为，使他的心理健康、行为和生活方式得到改善。另外，彭阳（2014）认为在意象对话中，咨询师和来访者使用原始意象，在深层心理进行交流和沟通，咨询师直接处理来访者的心理深层内容。通过此种方式让来访者与自己的潜意识沟通，通过改变意象来改变心理状态。甚至在某些情况下，咨询师无须知晓来访者的现实资料就可以进行咨询与治疗。这种方法阻抗少，见效快，能够有效提高心理咨询效果。尤其在团体意象对话中，该方法可以在更大范围里提高意象对话的实效性。

彭阳（2014）对从1998年到2013年与意象对话相关的共129篇文章进行荟萃分析发现，意象对话对不同人群的一般心理问题（如厌学、自卑、焦虑、抑郁等）有比较好的干预效果。关于意象对话的发展，彭阳（2014）也提出了发展建议，他认为，作为一门尚年轻的心理疗法，意象对话未来要加强相关理论基础的研究及比较研究等，尤其是要加强意象对话在场地设置与操作规程、咨访关系与咨询师角色、咨询与干预机制等方面的系统研究。这将有助于使意象对话的范式更加具体明晰，更具系统性，也更成熟稳定。近年来，得益于诸如苑媛、曹昱等意象对话学者的学术研究和带领，意象对话逐渐走向专业化，更复合现代临床与咨询心理学范式。

朱建军老师多次提到，他受到了荣格很大的影响。他在2001年写的关于意象对话的代表性著作《我是谁：心理咨询与意象对话技术》第 2 页中，明确表达了对荣格观点的认同，尤其是在释梦方面。朱建军还汲取了荣格的思想，包括情结和原型的概念，以及自性化思想。然而，意象对话与积极想象在一些方面存在明显不同。朱建军（1998）对此进行了对比："该技术不同于荣格的主动想象（积极想象）技术。主动想象技术是来访者用内心独白的方式独自想象，咨询师加以指导和解释。而意象对话技术则是医患双方共同想象，通过意象进行交流。"从笔者角度看，积极想象更强调意象从无意识自发涌现，更强调以意象为载体，意识与无意识进行协调、整合与超越，实现自性化过程。咨询师通常不会进行主动干预，而是提供支持和引导。与此不同，意象对话强调的是"下对下"的交流方式。然而，这可能导致咨询师在意象对话中对来访者的无意识干预，也可能引发咨询师在解释来访者的意象时投射自身主观看法。因此，这一点是否真正反映了来访者的意象内容还需要进一步讨论。另外，意象对话里很多概念（如情结和原型相关的概念）的得出方式与荣格关于这部分概念的得出方式也有很多不一样的地方。尽管这些概念都是通过意象体验获得的，但荣格会从文化、历史中去寻找对应的脉络，得出相应的结论，而朱建军老师更多地通过体验和看到意象后根据相似性进行命名和标定。因此，这些概念在内涵上也有很多不一样的地方。

第3章　基于意象的认知行为治疗理论

认知行为治疗强调认知、行为、感觉、情绪和生活事件，以及这些要素之间的相互关联在心理健康的发展和维持过程中的作用机制，同时也重视个体对这些要素的应对方式。本章从认知行为治疗的发展开始，介绍了发展过程中的认知行为治疗、行为治疗、认知治疗以及第三浪潮。本章还介绍了意象在现代认知行为治疗中的应用，尤其是贝克针对焦虑症和恐惧症开展的相关研究，介绍了意象调节的方式、意象在认知行为治疗中国化过程中所起的作用。

认知行为治疗概述

什么是认知行为治疗

认知行为治疗（cognitive behavioral therapy，CBT）是一种结构化的、目标导向的心理治疗方法。世界认知行为治疗联盟（World Confederation of Cognitive and Behavioral Therapies，WCCBT）在2023年6月2日召

开的世界认知行为治疗大会上将CBT定义为一系列基于实证的治疗方法，这些方法建立在认知、行为以及人类经验的情境理论和模型的基础之上。CBT强调认知、行为、感觉、情绪和生活事件的作用及其引发的反应，以及它们在心理健康的形成和维持中的相互关系。CBT的目标是通过增强思维的灵活性，提高体验、表达和调节情绪的能力，以及增强功能性行为，来减轻痛苦、提高生活质量并增加人类的福祉。这一定义将随着新的实证研究发现而不断演变。CBT对于抑郁障碍、焦虑障碍、创伤后应激障碍、强迫及相关障碍、进食障碍等多种精神心理疾病都有较好的治疗效果。这种治疗方法不仅能帮助来访者改善症状，恢复社会功能，还能教导他们学会自我调节与积极应对，从而有效地预防病症复发。CBT的应用并不局限于有疾病诊断的来访者，它同样适用于任何人在生活中面对各种压力和困境的情况。CBT可以引导人们，用更接近现实的视角，观察、感受和认识外在和内在的世界，继而充分调动本自具足的内心力量，克服恐惧，坦然面对生活的坎坷，走向充满意义的人生。

如果把现代的认知行为治疗比喻成一座圣殿，那么这座殿堂的基座可以追溯到20世纪早期的行为治疗和20世纪60年代的认知治疗。这两大基石为CBT的发展提供了坚实的理论和实践基础。

行为治疗

行为治疗（behavioral therapy）的核心观点认为，行为是习得的。适应不良的行为模式往往导致一个人身陷困境难以摆脱。以抑郁为例，很多来访者会倾向孤立自己，避免与外界接触，也放弃了曾经喜爱的活动。虽然这些状态可以被理解为一种本能的自我保护，但长时间的社交隔离和活动减少会加剧孤独，放大痛苦的感受。类似地，焦虑来访者采用有意无意地回避来规避风险、完美主义、过度掌控等行为策略，实际上强化了自己内心的恐惧。

行为治疗的核心目标就在于，通过科学的方法来辨识并改变这些导致来访者困境或症状持续的行为模式。这意味着帮助个体"重新习得"更健康、更有适应性的行为应对方式，进而重拾愉悦感和掌控感。CBT常用的行为干预策略包含暴露、行为激活、行为实验、行为塑造等。在咨询的过程中，咨询师还可以敏锐地去捕捉来访者的每一次小进步，及时地予以肯定和鼓励。在行为理论中，这样的反馈是一种强大的"正性强化"，能够推动持续的改善。

认知治疗

在20世纪60年代，被誉为认知行为疗法之父的阿伦·贝克博士是精神分析学派的一员。当时，他深入研究抑郁来访者的梦境，根据精神分析的观点，抑郁被解释为指向自我内部的敌意和攻击。因此贝克做出了一个假设：相比对照人群，抑郁来访者的梦境中对自我的敌意会呈现得更多。令他感到意外的是，来访者的梦境主题更多地关于剥夺和丧失，这与来访者在清醒时的思维模式高度吻合。这一不寻常的发现激励了贝克（2011）深入研究抑郁来访者清醒状态下的思维过程。他观察到，这些来访者似乎总会不自觉地冒出负面的想法，他将这些称为"自动思维"。例如，当遇到挑战或失败时，来访者可能会立即自动化地自我贬低，比如说"我什么都做不好"，或者"我永远都不会成功"。这些自动思维加剧了他们的抑郁情绪。于是，贝克开始引导来访者识别并评估这些自动思维。他发现，当来访者能够做到这一点时，他们能够更加现实和理性地思考，进而改善情绪，使行为更具功能性。在这些工作的基础上，贝克发展出了认知疗法。

认知疗法的核心目标是帮助个体识别并修改那些令人痛苦的信念、态度、期望和行为准则。很多时候，困扰人们的并不仅是事物或情境本身，更多的是人们赋予它们的特定意义。在 CBT 中，咨询师会鼓励个体识别自己的自动思维和信念，并通过提问的方式对其进行评估，例如：

- **询问来访者："支持这个想法的证据是什么？反对这个想法的证据是什么？"** 以此来检验来访者的念头在多大程度上反映了客观现实。
- **询问来访者："有没有其他的解释？"** 以此来寻找造成当下局面的替代性解释，因为被消极情绪困扰的来访者会倾向于把糟糕的结果归结为自己不够好，而忽略了客观条件和他人因素的影响。
- **询问来访者："最坏会发生什么？最好的结果会是怎样？最可能的结果是什么？"** 以及 "假如不幸最坏的结果真的发生了，我可以怎么做？" 以此来克服灾难化的预期。
- **询问来访者："这个信念/准则/想法给我带来了什么好处？与此同时，它给我带来了什么不利的影响？"** 鼓励来访者以一个理性的态度来评估思维模式对自己的影响。

此外，来访者还可以与咨询师共同设计行为实验，到现实生活中去直接检验想法的真实性，例如，一名学生不理解某个知识点，但又不愿意向老师寻求帮助，他的自动思维是 "老师会因此批评我上课不专心"。

通过评估和挑战功能不良的想法和信念，并用更为现实和有益的思维替代之，会让来访者认识到寻求帮助是一种求知的、良好的过程，然后促使来访者愿意去寻求老师的帮助，最后提升自己的成绩。来访者在情绪状态和行为上也能够获得积极的改变。

第三浪潮

大约在 20 世纪 80 年代，认知治疗和行为治疗整合，形成了 CBT。CBT 的咨询师在共情、倾听、无条件积极关注的基础上，与来访者建立紧密的治疗同盟。在认知理论和行为科学的基础上，对来访者当下面临的困境进行概念化，揭示思维、情绪和行为之间的相互联系，然后采用各种技术来促成功能不良的模式发生积极而持久的改变。然而，CBT 并没有止步于此，到了 21 世纪初，CBT 经历了一场革新，这被称为"第三浪潮"。

"第三浪潮"涵盖了一批有共性又彼此不同的干预方法，包括接纳承诺疗法（acceptance and commitment therapy，ACT）、行为激活（behavioral activation）、辩证行为疗法（dialectical behavior therapy，DBT）、正念认知疗法（mindfulness-based cognitive therapy，MBCT）等。与传统的 CBT 相比，这些方法更加注重人的整体体验，强调"接纳"与"改变"的平衡。"接纳"意味着，无论个体当前的思维、情绪或行为看起来多么不合理，它们都不是偶然发生的，而是由个体的天性、经历和当前的环境共同造就的。而"改变"也并非仅仅是为了适应环境或者让自己"更好"，而是为了追求一个对自己有意义的人生。

多种新的概念和技术被纳入 CBT 的临床实践和循证研究，包括：强调理性和情感的平衡；倡导正念练习，领略和感知自己的身心过程以增强自我意识；鼓励来访者探索和明确自己的内在价值观，寻找赋予生命意义的目标并勇敢追求。实践目标的过程注定不是云淡风轻的，咨询师可以根据来访者的实际情况，传授情绪调节、情绪耐受、认知解离等技术，帮助来访者学会与困扰他们的思绪和情感和平共处，而不仅仅是试图改变它们，从而增加心理灵活性。治疗的目标不再仅仅局限于缓解症状，而是建立更和谐的人际关系，以关怀和尊重的态度对待自己和他人，从而引领人们走向更和谐的生活，实现真正的心灵自由。

意象在现代认知行为治疗中的应用

意象是人类精神心理活动的重要组成部分。如上文所述，意象深刻地塑造了人们对情境或事件的感知，并参与情绪的诱发和调节过程。因此，人们对于意象在心理咨询和治疗中的关键作用逐渐有了广泛的认识与研究。

贝克在《焦虑症和恐惧症：一种认知的观点》中介绍了14种意象调节的技术，这些技术应首先在治疗室中采用，然后来访者可以在治疗室外自主使用，以下是对其中一些技术的描述：

- **关闭技术** 适用于有着创伤性事件表象的来访者，这一技术通过增加感觉输入的方式来训练来访者关闭一些自主发生的威胁性幻想。通过这种方式打断威胁性幻想，可以减少来访者的焦虑。咨询师在此技术奏效后，可利用其他的技术训练来访者建立一个积极愉快的幻想来取代这个触发焦虑的威胁性幻想。

- **重复技术** 指当来访者完整地重复自己正在经历的幻想时,其幻想的内容通常会随着重复而越来越接近现实,同时对于幻想内容的态度也会随着重复而改变。这个过程有助于缓和来访者的焦虑情绪,并且缓和效果在治疗期结束后能够持续。
- **时间规划技术** 主要体现在"穿越时空,投射未来",即当来访者因为某一特殊情形感到不适时,咨询师可以引导来访者想象未来(数周、数月甚至是数年之后)会发生的有关这一幻想的情形。这一过程能有效地减少来访者的焦虑,甚至改变其对这一幻想的态度。
- **象征性想象技术** 指咨询师利用文学中象征、比喻的手法对来访者的幻想进行更合理、更让人信服的解释。
- **去灾难化技术** 指咨询师引导和促使来访者说出自己最恐惧的表象的极端化情境,然后通过交流和讨论让其发现即使最糟糕的情况发生了,也没有他想象中那么严重。此技术运用的最佳时机是当来访者的核心信念开始动摇时。该技术能有效地减轻来访者的焦虑,在治疗过程中,来访者的恐惧与担忧可能会加剧,但是这些想象一旦经过交流讨论,这些情绪便会迅速消减。该技术对焦虑症状的治疗效果比要求来访者不要想象令人恐惧的事情更有效且持久。其中效果最显著的是"那又怎样"的策略,但该策略的缺点是太过直接,容易影响咨访关系,可能给来访者带来二次伤害,使用时需谨慎考量。

上述技术均从消除幻想或结束幻想的角度入手。然而,接下来所介绍的技术主要从替代表象的角度入手。想象和思维技术的核心为塑造认知反应。当来访者出现消极的自动思维时,咨询师可利用其他技术引导来访者识别该认知过程，此外，来访者也可有意识地塑造自己对该认知过程的反映。在诱导意象中促进改变技术的重点是改变幻想的内容，以调节由幻想引起的情绪反应。然而，改变后的幻想可能会产生焦虑情绪的转移。代以积极的意象技术的操作流程为先寻找积极意象，当消极意象出现时，使用"关闭"技术，然后唤醒积极意象。该技术的重点在于寻找一个有节奏且让人放松的意象。代以对比的意象技术与代以积极的意象技术相类似，其重点在于要寻找与触发来访者焦虑的原始幻想相反的幻想来替代它。夸大技术与去灾难化技术相似，但该技术的内核要求来访者通过夸大其思想与想象来认识其真正恐惧的东西，并以更合理的方式看待它们，使来访者明白可采取的行动与选择。通常，来访者在此过程中想象可怕事件发生之前的情景。应对模式技术利用了榜样作用与"当局者迷，旁观者清"的道理，使来访者想象一个他熟悉的人会如何处理这种产生焦虑的情形。这一技术还可以延伸至使来访者想象自己精通于某项活动技能。降低威胁想象技术指来访者提前想象演练，将其中令自己恐惧或焦虑的表象替代为温馨欢乐的表象。在意象中进行脱敏训练，从表象过渡到现实。替代技术的重点是用害怕的意象代替另一种更糟糕、更令人害怕的意象的解决方法。

拉扎勒斯（Lazarus，1978）在1978年研究表明，在治疗过程中，来访者利用想象自己害怕的意象来逃避另一种更糟糕的意象，可使恐惧与焦虑情绪得到有效减缓。但在使用该技术进行治疗的过程中，来访者的情绪体验不佳。在实际的临床实践中，咨询师通常混合使用多种策略。贝克在《焦虑症和恐惧症：一种认知的观点》中所举的例子便混合利用了重复技术、时间规划技术、在诱导意象中促进改变技术、夸大技术、替代技术、代以积极的意象技术以治疗来访者在某高速公路上驾车的恐惧。

贝克（2013）总结出在临床治疗中出现的意象的特点是：很多来访者出现意象，但通常很少报告。这些意象是简短、令人不安的，并很快会从脑海中消失，它们会给来访者带来持续的苦恼。他描述了治疗中处理这些意象的方式。首先，识别并引出来访者的自发意象。当来访者在描述一个情景时，咨询师可以形成一个视觉形象，以此为线索进一步引出他们可能经历的意象，如询问来访者："当你注意到自己有情绪时，有没有注意到出现了什么意象？"或者："当你想到自己不能做好一份兼职工作时，脑海中是否有一个画面？你现在能想象出那个画面吗？"此外，咨询师也可以引出来访者的中性或积极的意象，或者引出来访者关于痛苦情景的意象，并鼓励来访者进行意象暴露，如："当你感到不安时，试着找出当时的意象，并记录你的自动思维，这作为你的家庭作业如何？"对于意象的处理，心理健康教育会起到重要作用。咨询师可以教授来访者有关意象的知识，并将此正常化，这有助于减少来访者的焦虑，并帮助来访者更好地识别意象。如咨询师可以传授："大多数人都会出现意象，但相比于意象本身，人们通常对意象伴随的情绪更敏感，有时这些意象看起来很奇怪，但事实上，出现各种意象都是很正常的——有的可能是伤心的、害怕的，甚至暴力的，你能回想起最近出现的意象吗？"

贝克在《认知治疗：基础与应用》（*Cognitive Behavior Therapy: Basics and Beyond*）里针对自发意象部分，总结了7种技术。①完成整个意象：这项技术通常是最有用的。它可以帮助咨询师和来访者更好地对其问题或困扰进行概念化，导向意象的认知重建，并减轻痛苦。②跳至未来时光：鼓励来访者想象自己在不远将来的情况。③在意象中应对：引导来访者在想象中应对其自发遇见的困境。④改变意象：教来访者重新想象一个自发意象，改变其结果，以此减轻其痛苦。⑤对意象进行现实检验：教来访者将意象看作和言语的自动思维一样，使用标准的苏格拉底式提问进行现实检验，使来访者质疑意象的合理性。⑥重复意象：当来访者想象出明显夸张的结果时，重复意象技术也是常常有用的，咨询师建议来访者不断保持最初的意象，并留意此意象及其痛苦程度是否发生改变，可以重复3~4次，甚至更多次。⑦意象替代：选择更愉悦的意象作为替代。

意象引导在现代认知行为治疗中有着重要的作用。贝克等人（2015）认为，在将意象修正的技术应用于焦虑症的治疗之前，咨询师需先诱导出焦虑症来访者的意象。引导意象对行为的显著影响在许多研究与应用中体现出来，而其中一种方法是视觉化。引导意象主要分为三个步骤：首先，来访者通过幻想和想象对心理问题与适应不良模式进行初步的大致界定；其次，咨询师需要协助来访者明确定位他们真正的认知障碍，来访者的意象通常包含着对现实的严重扭曲，这些扭曲是导致其不适应的反应模式，如焦虑与恐惧的源头；最后，咨询师对引导出的意象进行调适修正，一旦来访者充分认识到自己意象中对现实的严重扭曲，其意象即可被修正。

意象修正（imagery rescripting，IR）被定义为指导一个来访者将负性意象改变成正性意象的形式（Holmes & Mathews，2010）。IR有许多不同的技术来处理不同形式的负性意象（Holmes et al.，2007）。近年来，IR在认知行为治疗领域中引起了广泛的兴趣，尤其是在处理创伤后应激障碍（Brewin, Dalgleish, & Joseph, 1996；Ehlers & Clark, 2000）、社交恐惧（Clark & Wells, 1995），以及双相障碍（Holmes et al., 2008）方面。霍姆斯等人（Holmes et al., 2007）描述了IR技术的两个主要维度：一是在处理侵入性负性意象时强化积极意象；二是使用直接（如共情意象）或间接（如正念认知治疗）方式进行意象工作。简而言之，被试者被要求当感觉到抑郁情绪时识别负性意象，通过不同的感觉通道去描绘意象。被试者被要求识别意象背后的意义，然后重构其负性意义。然后，他们需要提炼出积极的意象。意象用于认知行为治疗时，重要的是觉知到意象并重构其意义。如果在意象里你感到无助，可以通过掌控意象来显示你有能力控制你自己。如果你感到羞愧、自责，你就可以对意象使用共情抱持的态度来让自己感到舒服。IR 的操作步骤有五步：①在负性情绪中识别负性意象；②通过感官描述意象；③觉知意象的意义；④重构意象的意义；⑤提炼积极意象。

派尔与同事（Pile et al., 2021）对 86 篇涉及多种意象技术的临床研究进行了荟萃分析，综合评估了在 14～24 岁人群中，运用意象技术以缓解抑郁和焦虑情绪的效果，同时探讨了影响干预效果的因素以及意象技术发挥作用的心理机制。文章发表在《柳叶刀精神病学》（*Lancet Psychiatry*）上，总结了 7 种意象技术，具体内容如下。

- **意象暴露** 个体需要生动地想象令自己害怕或苦恼的场景或事件，尽管回顾创伤性或可怕的经历是具有挑战性的，但通过持续的暴露，由此引发的痛苦情绪的强度会逐渐降低。
- **系统性脱敏** 系统性脱敏是一个高度规范化的干预方法。它按照引发焦虑情绪反应的强度将刺激依次排列，个体在进行放松练习的同时，通过想象这些刺激来逐渐减轻焦虑。从恐惧层级中最轻微的刺激开始暴露，只有当个体能够在当前的暴露中保持放松时，才会转移到下一个更高级别的刺激，直到最具焦虑性的刺激。
- **催眠** 催眠的干预方案因人而异。通常咨询师会诱导个体进入一种似于恍惚的状态，此时个体可能会暂时失去自主行动，但对外部建议和指导的反应性会增强。在心理干预中，催眠常被用于帮助个体想象、揭示并面对被压抑的记忆。

- **意象重构** 意象重构主要针对特定的负性记忆，旨在改变其对个体的影响和内含的意义。常见的意象重构过程分三步进行。首先，个体尽可能生动地回想某段记忆。其次，个体确定这段记忆中需要改变的部分，并从一个富有同情心的成人的角度去重看这段记忆，这个人可以在意象中对事件的走向进行干预。最后，他从自己的角度重新构建这段经历，使其具有更积极的含义。
- **引导想象** 个体采取一个舒适的姿势，并把注意力安放在有节奏的呼吸上。在这个专注的练习中，运用自己的想象力，调动所有的感官，在心中构建一个积极的或使人感到放松的场景或体验。
- **增强正向想象** 咨询师为个体设定某些场景，并引导他构建详细的、充满积极色彩的图像。这种构建可以包括最终的场景、到达最终目标要经历的步骤和阶段，以及过程中可能遇到的阻碍。
- **增强意象干预方案** 这项技术综合了针对负性意象和正性意象的干预。例如，可以同时应用意象重构来处理消极记忆，并辅助个体构建对未来正向预期的想象。

派尔指出，根据已发表的临床研究数据，上述七大类技术中的意象重构、增强正向想象和增强意象干预方案，在缓解焦虑和抑郁情绪方面最具潜力。影响意象技术干预效果的因素有多种，来访者个人的文化背景是其中之一。此外，来访者本人生成清晰的意象并沉浸其中的能力也会对干预效果产生影响。专家认为，通过适当的引导，每个人都可以有效地利用意象。此外，来访者的个性特征也是要考虑的，正如一位24岁女性所言："回想过去对我来说很难，因为我总是在批判自己。我也很难想象一个拥有同情心的自我意象，因为这与我的过往不符。"（Propst，1980）

另外，范·登·贝尔赫（van den Berg）等人（2023）开发了聚焦意象的认知治疗（imagery focused cognitive therapy，IFCT），并尝试用于双相情感障碍的治疗。IFCT分为三个阶段：首先是意象评估（四次），旨在识别导致参与者情绪不稳定或焦虑的"问题意象"，并与参与者共同分析意象的触发因素、内容及伴随的情感体验和认知加工；其次是意象干预（六次），在第一阶段意象概念化的基础上，运用多种意象技术来减轻意象的负面效应；最后，巩固阶段（二次）中，咨询师指导参与者制作手机短视频或图片，以便在需要时回想和应用所学的有帮助的意象调节技巧，预防复发。临床研究的结果发现，相比团体心理健康教育的对照组，IFCT干预在减少情绪不稳定性方面没有显著不同，但IFCT在减少日常的焦虑和抑郁水平、减少绝望感和增强对"问题意象"的掌控上，有更好的干预效果。

另有克勒纳（Kroener）等人（2023）发表了一篇涵盖23项临床实验（其中15项为随机对照试验），总共纳入805名成年被试者的系统性文献综述。作者们分析了意象重构技术作为短期干预用于精神心理疾病治疗的临床效果，包括社交焦虑症、创伤后应激障碍、神经性贪食症、边缘型人格障碍、强迫症、考试焦虑、健康焦虑和广泛性焦虑障碍。其中，有14项研究主要由一次治疗组成。综合这些研究的效应大小估算表明，意象重构技术能够非常有效地减轻与意象有关的临床症状。特别是对于社交焦虑症、创伤后应激障碍以及伴随抑郁症状的被试者，效果尤为显著，体现了意象重构技术的短期高效性。因此，对于经常受到负性前瞻性和回顾性意象困扰的被试者，意象重构技术可能是一个非常有前景的短期治疗选择，可以帮助他们重新构建和调整心理意象，尽快恢复社会功能并提升生活质量。

意象技术的作用可能源于其能够通过意象创造一种"仿佛真实"（as if real）的感觉，这是因为在大脑中，想象与真实感知在神经表征上有着很大的重叠。通过"心灵之眼"看到的场景所带来的生理和情感体验与实际经历相似。因此，通过对负性记忆进行意象重构或对未来预期做正向的想象，可以减轻消极情绪，增强积极情绪，从而使人们更乐于尝试，实际行动也更加积极。也有研究指出，意象技术与其他的 CBT 干预技术结合运用，可以产生最佳的治疗效果。通过意象技术创造不一样的体验，然后在此基础上用认知重构的技术挑战、替代旧有的信念和思维模式，这样的组合往往能够达到最佳的治疗效果。然而，也有研究发现，相比传统的基于言语的认知重构，单独运用意象重构在改善负性记忆导致的情绪痛苦方面，并没有显著的优势（Hopf & Ayres，1992）。因此，意象也有可能是作为一个中介因子，通过帮助人们处理情绪体验、更新信念系统、选择更有功能性的行为方式，来实现症状的改善，并促进心灵成长的。

那么，基于意象的认知行为治疗的效果究竟如何？我们做了一些研究来验证该理论及操作模型的作用。

第一个研究是在某中学开展的，针对阈下抑郁[⊖]的学生，共有 1164 名学生完成了贝克抑郁量表（Beck Depression Inventory，BDI）、抑郁

[⊖] 阈下抑郁是指具有抑郁情绪表现，却未达到抑郁症临床诊断标准的一种介于健康和抑郁症之间的心理亚健康状态。——编者注

筛查量表（Patient Health Questionnaire，PHQ-9）、时间性愉快体验量表（Temporal Experience of Pleasure Scale，TEPS）、认知情绪调节量表（Cognitive Emotion Regulation Questionnaire，CERQ）和心理韧性量表（Connor-Davidson Resilience Scale，CD-RISC）的基线调查，经过排除调查对象和结构化临床访谈后，104名参与者被随机分配到认知行为治疗组（35人）、基于意象的认知行为治疗组（34人）和心理健康教育对照组（35人）。在干预开始之前，研究人员对所有组别进行了初始评估（基线评估），然后在干预结束后的第六周再次进行评估。结论显示：与对照组相比，基于意象的认知行为治疗组和认知行为治疗组都能明显有效地减轻抑郁情绪。此外，两种干预方法都能明显改善非适应性情绪调节。因此，对于阈下抑郁的青少年，基于意象的认知行为治疗和认知行为治疗都能改善其抑郁情绪，并在认知情绪调节能力方面有显著的提高效果。

第二个研究是针对大学生的心理困扰开展的为期两年的全国多中心随机双盲对照研究。在哈尔滨工业大学心理健康教育中心主任王倩教授及其团队、太原理工大学学生心理健康指导中心主任王月花老师及其团队、华南农业大学心理健康辅导中心主任张大山老师及其团队和西南大学心理学部心理咨询研究与培训中心团队的大力支持下，我们将有心理困扰的大学生随机分为三组：基于意象的认知行为治疗组（49人）、认知行为治疗组（42人）和等候组（43人）。我们使用凯斯勒心理困扰量表（Kessler Psychological Distress Scale，K-10）评估其心理困扰的变化，采用线性混合模型（Linear Mixed Model，LMM）来检查评估期间主要和次要结果的组内和组间差异。此外，我们通过凯斯勒心理困扰量表结果的二元分类来评估治疗效果，并使用逻辑回归进行分析。结果表明，与等候组相比，基于意象的认知行为治疗组和认知行为治疗组在凯斯勒心理困扰量表上的分值均显著减少。我们未观察到两个干预组之间在统计学上的显著差异，表明其效果相当。然而，时间分析揭示了一个显著趋势：基于意象的认知行为治疗组在第三周的中期评估中较早地与等候组区分开来，而认知行为治疗组并未表现出类似的早期分化模式。

综上所述，基于意象的认知行为治疗取得了较好的效果。

意象与认知行为治疗中国化

关于从中国文化及心理治疗的角度对意象的理解，笔者认为可以引用申荷永教授的观点，包括意象的生命性、真实性，以及它作为意识与无意识的中介和通道的角色。申老师还表明了面对积极想象的困难，需要保持放松和恍惚的态度。荣格在《人类与象征》(*Man and His Symbols*) 里介绍了意象发展历史，将其描述为自性化的一种发展，介于意识和无意识之间，"意象拥有一种高层次的生命性，高于我们自身"。那么，为什么要用意象作为认知行为治疗中国化的载体？笔者认为有以下三个方面的原因：

（1）意象是自古以来中国人非常重要的思维方式和表达方式，各种艺术作品中，不论是图画还是文学作品，都存在意象的表达。

（2）意象是人原本具有的重要的思维方式和表达方式。梦也是人类生活中非常重要的意象表达方式，几乎每个人都在梦中进行了意象化的思考。笔者曾做过多次试验，让自述从来没有做梦体验的来访者在醒来前先不用睁眼，尝试用录音的方式描述梦，每个人都能清晰地把自己的梦记录下来。如前文所提到的，认知行为治疗的最早一个研究是由贝克（1967）进行的，他研究了219个抑郁被试者的梦。在研究过程中，他意外发现这些被试者总会冒出负性想法，从而影响其情绪。因此，贝克获得了一个灵感：如果改变这些人的想法，是否抑郁就会改变呢？在实验的过程中，他发现这一方法确实有效。因此，梦也可以说是表达并传递意象的重要载体，而以意象为桥梁，去探寻和理解中国人行为背后的认知系统，并找到最关键的图式加工方式及行为模式，应该是认知行为治疗中国化的重要一步。

（3）基于意象的认知行为治疗是认知行为治疗中国化的探索。根据前文所述，笔者对目前有关认知行为治疗中国化和意象治疗的文献进行了梳理，发现目前的研究主要集中在认知行为治疗对不同人群的疗效，而对认知行为治疗在中国化环境中的研究相对较少。根据笔者对文献的梳理，可以发现有关认知行为治疗中国化及意象的研究主要存在以下不足。目前，有部分学者开始聚焦意象领域的研究，心理分析研究也开展得如火如荼。然而，这两部分研究更多地集中在引用介绍、体验描述、部分量化，而缺少真正的实证对照系统化研究，尤其缺少针对不同心理障碍的意象特点、干预方法以及干预效果的对照研究，来验证其真正疗效。在中国，与意象相关的脑科学机制研究目前尚未启动，这一领域尚处于起步阶段。因此，本书希望能在中国文化背景下初步探索认知行为治疗中有关意象的部分。中国现在开展的认知行为治疗研究大多是基于西方的文化背景和西方被试进行的，而中国的文化、社会和历史等诸多因素都会对治疗效果产生影响。现有研究的参与者并没有真正理解被试者的知觉，正如贝克提出的："认知行为疗法的实践并不简单。比如，我观察到许多临床试验的参与者虽然进行了'自动思维'处理，但没有真正理解被试者的个人世界知觉，也没有遵从'合作下的现实检验'原则。"（Hollon & Beck，2013）而认知行为治疗中国化的研究，更是凤毛麟角，需要更多的深入探索。

笔者梳理了之前关于意象的治疗、认知行为治疗中国化等研究，发现以认知行为治疗为代表的循证心理治疗近20年已成为西方心理治疗的主流。超过千项研究证实了认知行为治疗的疗效，并成为美、英、加等多国政府和行业组织推荐的治疗首选。尽管有文献证明认知行为治疗在中国也有较好疗效，但由于中国仅有少数专业人员接受了国际规范认知行为治疗培训和拥有专业认证，人们对认知行为治疗在中国的实际情况仍存在疑惑。为了解决疑惑，需要回答以下四个关键问题：认知行为治疗在中国的现状如何？认知行为治疗在中国的疗效到底怎么样？认知行为治疗是否需要中国化？如果需要，如何进行认知行为治疗的中国化？

西方也研究通过改变思维来修改意象，以在现实中觉察意象带来的负面影响等方式进行。这些研究较少深入到探索意象本身所包含的意义，而荣格的积极想象概念提供了非常重要的指引。在中国文化中，意象的应用历史已有数千年，例如，孔子曾提出"书不尽言，言不尽意""立象以尽意"，说明了意象是一种重要的思维表达方式。因此，在中国文化的背景和智慧引领下，将荣格的积极想象技术与认知行为治疗相整合，以建立一个中国化的认知行为治疗模型——基于意象的认知行为治疗，将成为新时代认知行为治疗工作者的责任与使命。

第4章　基于意象的认知行为治疗技术

从弗洛伊德1900年发表《梦的解析》开始,意象成了临床与咨询心理学领域关注的一个重点。弗洛伊德建立了针对梦的自由联想,荣格建立了针对自发涌现的意象的直接联想和积极想象。意象重构是认知行为治疗针对创伤后应激障碍等心理障碍中容易出现的侵入性意象进行干预的一种有效方式。对于常见于社交恐惧症、特定恐惧症中对负性意象的回避性行为,暴露治疗中的意象暴露是一种重要的干预方式。基于前人的研究和临床实践观察,可将基于意象的认知行为治疗技术分为四大类,分别是联想分析、积极想象、意象重构、意象暴露,我将通过与来访者接触干预的实例对这四种方法进行分析。

联想分析

联想分析概述

首次将意象做心理学的象征意义解读的是弗洛伊德,在1900年出版的《梦的解析》中，他最早用自由联想的技术对梦里的意象进行现实中的联想和解读，从而让来访者领悟，并产生了疗效。在1900年之前的数年里，弗洛伊德一直在尝试寻找对歇斯底里、强迫意念等的"根本疗法"。他受到了布洛伊尔的指导，后者视这种病态观念为症状，并全力以赴地在病人的以往精神生活中寻找其根源，这样症状便可消失，病人得以康复。弗洛伊德将梦作为一种工具，用来追溯病态观念的来源，将梦本身视作一种症状，依据梦的解释来追溯病源并治疗病人。弗洛伊德在《梦的解析》中写道："要反复地叮嘱病人去留意自己心理上的感受，尽可能减少心理上习惯地对这些感受做出反驳。……要完全地杜绝任何内心所产生出来的反驳，来抹杀一丝一毫的感受。并且要让他明白，精神分析成功与否，将取决于他本身能否将一切涌上心头的感受和盘托出，……他必须对自己的所有意念保持绝对公正，毫无偏见。"

弗洛伊德在《梦的解析》里多次用到自由联想。比如他以一个梦为例，其中一个医生M在梦中的形象为"面色苍白，微跛，并且胡子刮得干干净净"。他由此开始联想，思考M医生的确就是一个脸色苍白且令人担忧的人，但刮胡子、腿脚不便却又令他想到这是他住在国外的兄长。他的兄长是胡子刮得最干净的人，兄长日前来信说近来因大腿骨的关节炎而行动不便。但弗洛伊德不解，为何这两人会在梦中合二为一呢？他发现两者之间唯一的共同点是他们都对他所持的观点提出异议，导致他们的关系极端恶化。因此，为了使自由联想有效，来访者必须同意遵守基本的规则，即他们不应该进行有意识的、理智的思维过程，而应该说出进入脑海的任何思想，不管它们有多么琐碎、不连贯或尴尬。自由联想中表达的自发性极其重要，基本规则的设计就是为了保证来访者能够最好地进行自我发挥。当来访者靠在沙发上时，分析师和来访者不必直接和持续地面对面，这有助于创造放松的环境，并且防止分析过程出现不必要的干扰。

在经典的自由联想中，躺椅是个最基本的工具。《精神分析导论》一书对自由联想的机理做了详细的描述。作者解释了运用躺椅的原理，即让分析师和来访者无须坐着观察他人的反应和表情，以减少干扰和分散注意力。躺着的姿势还会使来访者放松社会性的防御机制，使分析师更容易接触到来访者的内在世界和孩子般的情感。在自由联想中，来访者被要求坦诚表达所有进入脑海中的想法，说出他们的念头、感受、想象，不要对之加以审查或让其变得合理，但实际却很难做到这样。人们通常会迅速抵制与治疗无关或尴尬的想法，但这些抵制和反应本身对治疗过程非常重要。有时来访者的脑子里会呈现一片空白，这种情况也应该被坦诚地表达。自由联想产生的阻抗和未经审查的思维内容对于治疗过程同样具有价值。

申荷永教授在《荣格与分析心理学》中提到了一种新的联想方法，被称为直接联想。这一方法吸收了荣格对弗洛伊德自由联想技术的批评，认为自由联想有可能会脱离梦的本源，只是引向了梦者的情结，而非梦的本意。如梦中出现的母牛，直接联想法仍然可以发挥联想的作用，比如陈述或捕捉任何由母牛所联想到的词语、意念等。但不是由"母牛－牛奶－母亲－父亲"这种自由联想法逐渐远离母牛，而是让梦者把所有联想到的内容回归到母牛的意象或其象征意义上进行分析的工作。

认知行为治疗之父贝克曾讲述，他在学了七年的精神分析后，对自由联想做了调整。他让来访者不再躺在躺椅上，而是针对来访者讲述的内容，去关注来访者由此带来的解释和评价，并参照埃利斯的"思维－

情绪－行为"的观点，建立了抑郁症来访者的认知三角模型，逐步创立了当时被称为"认知治疗"的模型。

荣格在其《荣格自传》第六章第一段中也提到了他对治疗方法的改进，他将重点放在帮助来访者理解梦中的意象上，而不再将理论观点强加于他们。这种方法让来访者自愿地讲述他们的梦和幻想，分析师则通过提问来引导他们深入理解，而不再受到严格的规则和理论的限制。荣格改进后发现："来访者会自发地报告他们的梦和幻想，而我则只需要问'那么你能想到什么有关的事吗'或者'您具体指的是什么？这种想法是从哪里来的？而您对此还有什么想法'。分析似乎跟着他们的步调，从来访者的回答和联想中出来了。我摒弃了所有的理论观点，只是协助来访者自己去理解梦中意象，而不运用任何规则和理论。"这是荣格在弗洛伊德的自由联想之后，完善创立的直接联想分析。荣格在其《荣格自传》第128页写道："只要我得以把各种情绪变成意象，找到了隐藏在情绪之中的意象后，我便会心平气和，再次放下心来。倘若让这些意象继续隐藏在情绪的背后，我可能已经被它们撕碎了。我本有机会成功地将它们扔在一旁；但如果那样的话，我便会不可阻挡地陷入神经症之中，最终被它们彻底毁灭。我从实验结果中得知，从治疗的角度来看，找到情绪背后的特定意象是极其有益的。"

需要注意的是，这里所说的联想分析并不完全像弗洛伊德早期的咨询一样，而是针对意象的象征性形成新的有针对性的方法。在联想分析的过程中要注意以下几个要点：

建立到位的咨访关系，形成温暖、共情、理解、合作的环境。给予来访者足够安全的空间，高度接纳来访者的表达，让来访者无所顾忌地诉说。由"点"切入自由联想。例如由梦切入，先让来访者讲述，描述自己梦中的氛围及自己的理解、梦中特别的地方，然后回归到现实。可以询问："梦告诉你什么？"以促进来访者的思考与领悟——类似于苏格拉底式提问。学会察言观色，注意来访者的欲言又止、无意识的动作、表情所传递出来的信息。

联想分析案例演示

出于伦理原因，以下个案由咨询师改编和扮演。（Z：咨询师，L：来访者）

在疼爱自己的姑姑去世之后，来访者L女士每年清明节都会梦到她。第一年，她梦见姑姑家里有很漂亮的大鱼缸和很多花，鱼缸中有很多金鱼，生命力特别旺盛，姑姑对她说："这些都给你吧。"第二年，她梦见姑姑对她说："你爸爸有事，一定要拿钱帮助他。"第三年，她梦到姑姑嘱咐她保存一条长的老翡翠链子，链子上面的垫片是金箔的。

（在简单描述之前的梦境之后开始讨论）

L：这几次梦境都给我一种很奇妙的感觉，到第三次梦到她的时候，梦醒了我就醒了，结果什么也没有发生。我一直在等待，但它就是没有发生，然后我就把这几个梦记得特别清晰，我自己没有办法去解释这是什么原因。

Z：所以你今天是想来讨论一下，看看这些梦究竟是什么含义吗？

L：对。

Z：你一共跟我讲述了三个梦境，它们都有一个中心，那就是你的姑姑。刚才你讲到姑姑时，我看你眼睛很亮，你觉得姑姑给你的感觉是什么样呢？

L：很温暖的感觉。她在我整个生命中属于母亲的那种角色，她甚至比对她自己的两个孩子都要更疼爱我，所以她的离世对我来说是个特别大的打击。她生病时我因为受伤没办法去陪护，最后她也出于种种原因没有去成我为她安排的医院。等我后面挂着拐杖再去医院的时候，我姑姑已经昏迷不醒了，她就纯靠呼吸机在床上躺了大概一个多月的时间。她临死前两天，忽然回光返照一般清醒了一下，然后在我跟她讲话的时候，她能很清楚地点头摇头，但是已经说不出话来了。

Z：所以你是很悲痛的。

L：我很愧疚，我感觉我自己病得不是时候。

Z：没有帮到她，但是你又有心无力。

L：对，我当时就确实是起不来。但是她刚过世的时候，我并没有怎么样。好像人忽然就没有了。到现在我手机里还存着她的好多影像，也不敢看，有的时候偶尔翻到了就会赶紧划过去，不愿意去面对那个事。

Z：但是她经常出现在梦里。

L：对，还是很关爱我的样子。到现在甚至有的时候见到马路上的一些老太太，从背影看特别像她，我都会赶紧走几步过去，但是我不会跟那个人说话，我会离那个人稍微近一点儿，只是让自己靠近她。

Z：好像她又回来了那种感觉，心里感觉稍微近一点儿。

L：对。

Z：所以你觉得对不起她，对姑姑的离开有很强烈的愧疚。

L：对。特别愧疚，实际上我是可以把事情安排好的，是在自己能力范围内的，是我自己没能把范围内的事弄好。

Z：对你来讲是不是每一个梦都在促使你去面对姑姑的事情？尽管你并没有做好准备。你还在怀念她的这种对你的关心，像回到孩子那个时代一样。

L：长大了也是一样的，我长大之后她对我也很好。然后我身上有一些我姑姑的影子，我喜欢的东西跟她也很像，我当时从事的职业也跟她一样，所以我们俩比较能聊到一起去，相对来说有很多共同语言。对，我这些梦是让我要去面对这件事。

Z：你意识到了吗？意识到现在的梦是让你去面对什么？

L：那些事我还是不愿意去承认，我知道是想让我面对我姑姑已经离世的事实。刚才被问到的那一瞬间，我实际上是想说得斩钉截铁一些的，我本来是想说目的是让我知道现实，但是到了嘴边我又说不出来。

Z：因为这个事情对你来讲是很残忍的，关心你、爱你、又能够聊到一起的……

L：我姑姑确实死了（大哭）。

L：我现在可以接受这个事实了，虽然我现在很伤心、很痛苦。

Z：就是这种痛苦让你这几年都不敢去面对。

L：我很小的时候她就已经开始带我买东西了，我感觉我整个人生的起点都是她来帮我完成的。

Z：所以她不仅是你的姑姑，也有点儿像是你的人生导师一样，是一直陪伴你的知音。

L：以后我还会再梦见她吗？我还是很希望梦见她。

Z：你期望梦见她什么？

L：期望梦见她能够在天上踩着一些云朵，最好是能跟佛祖在一起，希望她可以快乐。

Z：这其实是你心里想跟姑姑表达，而一直没有表达出来的。

L：其实是有一种如释重负的感觉，很感谢。

Z：是的，看得出你可以轻松地笑出来。

L：现在可以接受她已经去世这个事实了。

Z：可以接受了是吧？

L：对，而且不会再抱怨，这是顺应自然法则的，已经过去了。

Z：我们再来看一看那个梦，你刚刚讲到看到梦里面姑姑给了你两个东西，其中一个是鱼吧，而且生机勃勃的，你现在再看看那会让你想到什么？

L：我觉得那可能是给我的一些力量，会觉得无论她死没死，我都应该很坚强地活着。

Z：也有点儿像生命力。

L：对，是我姑姑给我的一种力量。

Z：还有你说的金片？那是什么？

L：那是翡翠和翡翠之间的小垫片，那个东西我现在看来不是很值钱的东西，我梦里的那个东西的成色不是很好，翡翠好不好是可以看出来的，看着虽然是个老物件，但成色感觉不是特别好。

Z：你觉得你会联想到什么？你姑姑为什么要把这个给你？

L：我觉得可能是一种责任，是一种责任的传承。姑姑的责任是从奶奶那辈传下来的。但我不想接。

Z：所以你会觉得很一般是吧。

L：对的，成色很一般，但是是个老物件，姑姑让我好好保存。可能就是想告诉我不要让玉环脱落了，不要让其中的任何一环脱落了，就像家人，即便他们就那样也要连在一起，无论你是用什么样的垫片把它们连在一起的，凑合着连着。

Z：那也是一种完整。

来访者的感受：

　　自由联想更多是一种润物细无声的感觉，我自己都不知道怎么就从之前的困扰里走出来了。一开始在自由联想的时候，自己确实完全控制不住自己的情绪，我平时控制自己的情绪还是控制得蛮好的。从自己一开始对这三个梦的不理解、疑惑，然后到自己了解到这些梦背后隐藏的意义，最后把自己的这种悲痛的情绪表达出来，让自己正视自己原先最不愿意接受的那一面。在我正视它以后，咨询师给了我一段时间，让我去稳定自己的情绪，然后就开始剖析我不愿意接纳的东西，我慢慢就开始接纳了。咨询师让我有一种无形的被支持的力量，最后逐渐释然。

　　在整个过程中，咨询师给来访者足够的时间和安全的空间。不用担心来访者和咨询师交流之间的停顿。如果停顿的时间中咨询师可以看出来访者并没有结束自己的思绪和话语，仍旧沉浸在自己的记忆里思索，那么这个时候咨询师的出声引导反而会打断来访者的思绪。咨询师需要给予来访者足够的时间和空间，让来访者可以更深层次地去思考自己的梦、梦的内涵和无意识层面想要表达出来的东西。

来访者在谈论到自己姑姑的去世的时候，她的情绪是一个循序渐进的过程，从一开始的猛烈到后面的逐渐稳定。咨询师在整个咨询过程中不必过多干涉来访者的思索和回忆，"接纳"是非常重要的一部分，咨询师可以以"润物细无声"的方式，给予来访者一点儿指引，让他们更好地面对整个梦境。

自由联想之后，咨询师令来访者回想整个过程，来访者反而陷入长时间的沉默，提出"不知道怎么就从之前的困扰里走出来了"。让来访者印象最深刻的就是咨询师的接纳，让她感觉到有人在背后支持她并为她撑腰。她便开始想："如果我接受了会怎么样？"进而一步步去思考，最后做出自己的决定。咨询师的温暖与共情在整个自由联想的过程中起到了至关重要的作用，正是因为咨访双方建立了良好的关系，整个自由联想才会进展得如此顺利，对来访者的帮助和启发也会最大化。

在自由联想的过程中来访者可以探索到他们意识之外的思维和情感内容，并且发现潜在的心理冲突、潜意识的欲望或恐惧，最后从中获得洞察力和理解。正是因为如此，来访者在说出"我姑姑确实死了"这一刻失声大哭，情绪得到了释放。通过自由联想的方式让来访者意识到自己在这件事上的逃避、对于姑姑给予之物的无奈、否认等这些情感。咨询师在解读结果时也要结合来访者个人的情况和情感再对其梦境进行分析。这个案例中咨询师从来访者梦中鱼缸里的金鱼和老翡翠链子引申到现实：姑姑给来访者留下来的是财富和责任，那么来访者是否要接过接力棒，变成家庭的主心骨并支撑起这个家呢？以此进一步推动来访者的思考。

刚开始学习自由联想技术的咨询师可能会出现把自己的想法强加给来访者的现象，这也是做意象干预之中最需要注意的一点。以下几个方法可以有效减少这样的情况。

- **觉察**　咨询师需要觉察到有些想法是咨询师自己的，而不是来访者本身的。
- **逐字稿**　通过录音录像将咨询过程转化成逐字稿，进一步帮助自己意识到作为咨询师是否过度把自己的观点给予来访者。
- **督导**　将录音录像和逐字稿提供给专业的督导师，寻求专业人士的帮助。
- **观察者或同辈之间探讨**　除了督导之外，也可以在咨询后寻找同辈的咨询师探讨，通过第三视角了解咨询过程中存在的问题。
- **观摩**　通过观摩专业老师和专家的咨询过程进行学习。
- **修心修行**　通过正念的方式，每天用三四十分钟的修行来觉察自己的想法，有助于在咨询过程中更好地区分出自己的想法。

积极想象

积极想象概述

积极想象最早是由荣格发现的，最有名的就是"求雨者"的故事。

荣格讲到他的朋友威尔海姆来到中国，当地的村民遇到了严重的干旱，因此派人到远处请来"求雨者"以帮助解决这一问题。"求雨者"到来之后，请求要一间单独的小屋和三天时间。就这样，"求雨者"进了他的小屋，而村民们等待着。等到第四天早晨，天果然开始下雨，"求雨者"从那间小屋走了出来。村民们问他："你是如何办到的呢？""哦，这很简单，"他说，"我什么也没有做。"村民们都很诧异。"求雨者"解释道："当我来到你们的村子时，感到混乱与不安，这里的生活节奏已经失调，远离了自然之道。而我也受其影响，心神不定，失去了本来的和谐。这样我又能做什么呢？于是，我要有一个安静的处所来调整身心，重新恢复与道的联系。而当我恢复了自然与和谐的时候，有了这种转变和调整，有了合乎自然的心境与状态，我们失去的雨也就回来了。"这也就是我们古人所讲的"天人合一"的境界。

夏普（Sharp，1991）在《荣格心理学词典》（*C. G. Jung Lexicon*）中，把积极想象定义为通过自我表达的形式吸收无意识的方法。分析心理学中很多重要的概念，如阴影、阿尼玛、阿尼姆斯、人格面具、自性化等都与荣格的积极想象体验有关。荣格用了42年的时间来发现、实践与完善积极想象。1912～1913年和弗洛伊德决裂后，他失去了方向并经历了一段剧烈的内在混乱时期，需要找一个从内治愈自己的方法。他决定面对无意识的冲动和意象，他逐渐意识到，他的任务是找到隐藏在情绪中的意象，然后探索意象，并使用多种表达性技术（主要是书写和绘画）来赋予他的体验以象征性形态。1916年荣格在《超越功能》（"Transcendent function"）这篇文章中第一次提出"积极想象"的概念，将它描述为："消融僵化的两种对立立场的运用，孕育新生命，并导致了新的存在水平和状态的过程。"1929年，荣格与卫礼贤合著的《金花的秘密：中国的生命之书》(*The secret of the golden flower: A Chinese book of life*) 中首次系统阐述了积极想象的思想。到了 1933 年，荣格在《自我与无意识》(*Self and unconsciousness*) 中初次描述了积极想象技术。在早期，荣格只是把积极想象作为心理分析的一种技术，但到了 1955 年，荣格在历时 13 年的著作《神秘结合》(*Mysterium Coniunctionis*) 中，阐述了积极想象如何反应在对立面整合的自性化过程中。这不仅将积极想象视为一种方法，还将其视为一种面对无意识的态度，代表了"深刻的内在修养"和自性化过程（申荷永，2004）。

关于积极想象的具体过程，荣格将其总结为两个部分或阶段：第一，让无意识浮现；第二，与无意识达成协议。其中，达成协议是更重要的阶段。首先，要加强意识自我的功能，发挥意识自我的积极主动性。其次，要与无意识平等对话，达成协议并将其整合为一。这个过程强调意识自我的同时，也完成了对它的超越。此后，三位国际荣格学者对积极想象的过程进行了进一步完善和扩展。例如，玛丽-路易丝·弗朗兹（Mary-Louise Franz）在荣格两步骤的基础上细化了积极想象并提出了积极想象五步骤：清空自我的"疯狂想法"、让无意识幻想意象呈现、赋予其表达形式、道德的面质，以及把它应用到日常生活中。珍妮特·达莱特（Janet Dallett）在荣格积极想象的基础上加入了赋形与自我的反应，提出了积极想象四步骤：对无意识持开放态度，赋予其表达形式，自我做出反应和活在其中。罗伯特·约翰逊（Robert Johnson）将道德元素和仪式加入了积极想象，列出了自己对积极想象的步骤划分：邀请无意识，对话（对话和体验），价值（增加了道德的元素），仪式（用实际的仪式使之具体化）。两位中国学者也对积极想象过程的完善做出了卓越的贡献。申荷永教授（2004）根据自己的体验与临床实践，提出了积极想象的操作性扩展。他将积极想象的方法分为五个基本的步骤：从某一"意象"开始，通过这种"意象"来感受无意识的存在及其意义，赋予这种来自无意识的意象以某种形式，养成对于积极想象及其效果的正确态度，把这种积极想象的效果体现于实际的生活中。冯建国（2010）根据荣格积极想象二阶段理论，以《荣格自传》第六章为主要蓝本并且以《红书》为辅助，提出了积极想象八要素：发心／发愿，进入仪式，自我的象征性死亡，让其发生，关注赋形，面质整合，见诸于生活，心灵的客观／真实性与自主性。总之，积极想象的过程有多种步骤的划分方法，没有一个标准的答案，因为每个来访者可能需要找到适合自己的方式。就像琼·乔德瑞（Joan Chodorow）提到过有很多种方式去进行积极想象，也许从最深层次的意义上来说，我们每一个人都需要找到自己的方式。

对积极想象的理解，主要从以下几个方面来进行。

（1）积极想象是意识与无意识自然整合的过程。荣格经常指出："积极想象不是一种技术，而是一种自然的过程。"积极想象是无意识本身自发产生的，它们充满生命力和自律的心象，它们不是意识的创造，也不是分析师的命令。这些想象具有无意识意图和深刻意义的内容，它们是原型的自主表现，以象征性方式呈现在意识中。积极想象的核心是以积极的自我面对无意识的自发内容，从而将意识与无意识的对立物进行整合，并转换出"第三物"作为整合实现的标志。"第三物"象征性地包含、整合了意识与无意识的对立信息。

（2）积极想象以情感为锚，以现实为基。荣格强调，幻想必须不能离开其客体的轨道，即情感。此外，他指出，整个积极想象的过程是对情感的一种丰富和澄清，借此，情感和其内容更接近意识，变得更深刻，更易理解，并由此获得启动的效果。通过意识的协助，先前不相关的情感变成了可清晰表达的想法，这种协调是超越功能的开始。在这个过程中，意识和无意识共同影响着产物的创造，无意识追寻光明，意识则为达其本质而努力。荣格建议专注于受情绪困扰的状态直至出现一个视觉意象，出现一个视觉化的情绪。情绪状态必须成为积极想象的基础或起点。个体必须尽可能有意识地体验自身的情感状态，充分沉浸其中，并记录下出现的意象和其他联想。这些意象必须被允许尽可能地发挥，但能离开其客体，即以情感轨道的方式进行。此外，荣格非常注重积极想象中的现实性功能。他在《回忆·梦·思考：荣格自传》中写道："我感觉那么多的幻想需要有一个踏实的基础，为此首先我必须完全地回归现实。对我而言，现实意味着科学的理解，我需要从无意识给我的洞察中做出具体的结论，这项任务成了我毕生的工作。我必须亲身经历，然后把我的体验植根于现实，要不然它们只会是没有真实性的主观假设。致力于为心灵服务，只有全身心投入，也只有如此，我才可以持续存在并让生命圆满。"

（3）积极想象需要专注与赋形。积极想象需要这种主动、积极的态度参与，选择一个意象并专注其中。这个意象可能是一个幻象、一个内在的声音，甚至是一种身心症状。你还可以选择一幅照片、图画或其他物件并专注其中，直至它变得有生命力，也就是说，积极想象是通过你对某个事物的关注孕育出来的。这种特殊的看的方式使人联想起童年时沉浸在象征性游戏里的经验。观察在心理上会激发客体的存在，就像从一个人心灵的眼睛里散发出东西引发或启动了其幻象的客体，即赋予其形式。有些时候，积极想象主要在脑海里发生，另一些时候，想象则会通过绘画、雕塑、舞蹈、写作或其他的形式被赋予形态。往往当我们用一种表达性媒介工作时，意象会以一种完全自发的方式出现，该意象迟早会被赋予实物的形态。在积极想象中，保持一种有意识、好奇、自省的态度非常关键。这种能够承受意识和无意识之间的张力的能力是积极想象的核心。正如荣格所言："一个产物的创造同时受到意识和无意识的影响，这体现了无意识力争被看见，而意识力争实体。"无意识的内容必须先被清晰地看见，这只有通过赋予它们形状才能实现，也只有在它们要表达的都有所呈现时才能被批判。通常不明确的内容必须通过被赋予一个可见的形状来澄清，这可以通过绘画或建模来完成。一旦无意识的内容被赋予形状，而且作品的意义被理解后，接下来的问题是自我如何适应这种状况，以及自我和无意识如何达成协议。这是程序的第二个阶段，也是更重要的阶段。最终，为了第三个作品的形成把对立立场结合在一起：超越功能。到这一阶段，自我不再被无意识主导，而是处于主导地位。

（4）无为而治。荣格在《金花的秘密：中国的生命之书》里，用了"无为"这个术语来描述积极想象的第一个阶段，这一概念借鉴了道家的思想，强调让事情自然发生，用很多方式去进行积极想象。首先，由无意识引领，而意识自我则作为类似于一个专注的内在见证员、抄写员或记录员，任务是获得无意识的内容。而在积极想象的第二个阶段里，意识是主导。在无意识的情感和意象流入意识里后，自我主动地进入这种体验。这部分从一连串自发的洞察开始，更大的任务是评估和整合，核心是辩论和与无意识达成协议。在1935年塔维斯托克的讲演中，荣格这样谈论这一概念："积极想象，意味着意象有自己独立的生命，意味着象征性事件的发展有着自己的逻辑根据。当然，这只是在你的意识和理性对此不加任何干涉的条件下才有可能。积极想象开始于把注意力集中在一个起点上……当我们全神贯注于头脑中的一幅图景时，它会开始动起来，意象会变得更加丰富，还会变化和发展下去……小心地不去干扰其自然进程，我们的无意识就会产生出一系列意象，完成一个完整的意象创造过程。"对于荣格来说，心理的"超越功能"，体现了道家的顺其自然，无为而治的思想，它源自意识内容和无意识内容的联合。

在笔者看来，积极想象不仅仅是心理分析技术，它更是一扇窗、一扇门、一条道。它是意识与无意识、身与心、人与自然相处、整合与归一之道。它给分析心理学理论体系的建构带来了重大影响，很多重要概念如阴影、阿尼玛、自性化等，都是荣格在积极想象过程中观察提炼得出的。同时，它还对格式塔、表达性艺术治疗等其他心理咨询与治疗流派以及文学艺术、哲学等带来了很重要的影响。然而，荣格也特别提到了使用积极想象的危险。他指出："较轻的危险之一，是其过程可能不会带来任何积极的结果，使来访者陷入其自身情结怪圈而难以自拔。更进一步的危险是，尽管其本身没有危害，但是当一些可能产生的可信内容出现，而来访者又对这些内容表示特别感兴趣时，会陷入无边的幻觉以至于一无所获。还有一个危险，当无意识内容已拥有较高蓄能时，由积极想象将其引发，可能会导致它压倒意识心理并占有人格。"因此，使用积极想象时，专业督导的指导和监督至关重要。

积极想象案例演示

出于伦理原因，以下个案由咨询师改编和扮演。（Z：咨询师，L：来访者）

来访者L女士自述自己做了一个很短的梦，梦中自己去参加一个向往已久的派对，穿着自己很喜欢的宝蓝色晚礼服，觉得自己非常漂亮。

走到二楼的时候，自己的丈夫就不愿意走了。那个时候自己特别想上楼，但是丈夫不愿意上去，也不愿意让自己上去。当自己走了几节台阶后，感觉这样做不对，会觉得自己好像在抛下自己的丈夫。但是自己又不想下去，从而产生进退两难的心情。

Z：所以你说在你的梦里，你和你先生有了矛盾。那现在我们试着来想象一下，如果走进那个梦，会是什么样的画面？

L：我会看到我自己的形象，那是我很欣赏、向往，也是我想要成为的样子。

Z：你还穿着晚礼服对吧？

L：对。我觉得那是我向往的，同时也是我自己本来应该可以成为的样子。但是我先生给我一种很不配合的感觉，或者说当我现在去回忆，感觉他好像自惭形秽，才不敢上去。

Z：所以在梦里面他是不敢的。

L：但他表现得不是他自己不敢去，而是他很生气，他不想让我去。

Z：你再继续去感受一下。你们现在还在二楼那个地方对吧？

L：我在往上的台阶上，他在那个转角处。我当时卡在那儿，进退两难，回头望着他，我内心是特别想上去的。

Z：其实是一种纠结的状态。

L：当时他好像穿得也不是我感觉的那样得体，我挺希望他能做出改变，怎么说，我是挺希望他能跟我一起挽着臂走上去的。

Z：是不是可以这样理解，你希望跟你的丈夫一起前行？

L：如果我自己去的话，我会感觉心里愧疚，觉得那样挺不对的。

Z：你可以继续去感受一下。

L：现在我去看，我依然感觉能体会到他的困难。

Z：什么困难？

L：他好像是感觉他融不进那样的一个场景和那种场合。

Z：所以他是害怕的。

L：对，他害怕，怎么说，他觉得不知道怎样去面对这些人，或者说在他们面前如何自处。

Z：所以梦里的他是什么样子的？

L：他和日常的样子很像，是不太在意外表的。但是你说他真的不在意吗？其实也不是。他就是一直追求那种不太显眼、不太张扬的风格。我可能不仅在梦里，在现实里也有点儿嫌弃他中年的感觉，他年轻的时候还略有几分帅气，而现在已经不见当年的风范。我就感觉这些倒也还在其次，我更希望的是他能够去引领我，无论是在什么方面，但结果还是有点儿失望的。

Z：你希望他引领你干什么？

L：我希望我们能够走向更好的一个精神层面，或者我们能够更好地生活，过着和谐和幸福的生活，同时我们应永远对自己未来的人生价值有所追求。如果不行，我希望他至少还能鼓励我。

Z：可以再具体一点儿吗？比如，有什么样的画面是你想追求的？是穿着宝蓝色裙子吗？

L：是能跟我一起走到上面的一个场景，然后跟那个我向往的群体一起。在那个场景里不论是什么活动，我们都可以去跟他们交谈，或者说我们能够一起去面对和一起去做。

Z：参与进去。

L：我是希望能够和他一起去做。但是如果对应到现实生活当中，我是经常倍受他指责的。因为我们经常分居两地，所以他平常会因为孩子们生活上的问题对我有责备的态度。好像他也有点儿害怕，怕我离他更远了。

Z：以前是距离远，现在怕心理上的远。

L：我又觉得，如果他怕我离他远去的话，他可以来追我啊，他可以慢慢成长。如果要让我下去救他，我是不愿意的，因为上面有我向往的东西。

Z：所以你背后的意思是他若不来……

L：有可能我就自己上去了，不管他了。我还是希望他能够一起去的。其实仔细一想，结婚这么多年来，他的肯定、赞赏和支持太少了。以前会在对他有所期待但是他没有回应的时候抱怨他，但是现在已经不愿意再和他吵了。

Z：所以其实你心里面期待的是一个能鼓励你的丈夫的形象是吧？

L：对。

Z：能带着你往前走，能够跟你共同去面对和支持你的。

L：对，就是需要一种相互的扶持。我可能想要的是一种能够改善现状的沟通模式，我好像从我们之间的交流中体会到他需要关注，但这种关注是带有棱角的，会扎到我。

Z：而且会让你感到寒心。

L：对。有的时候我希望他提供一些帮助或支持的时候，似乎他根本没有办法。

Z：但你心里面一直渴望的是这样的，除了对你的肯定和欣赏之外，还有一个需要两个人共同参与的、能够同频的状态。

L：有时候觉得在梦里也好，在现实里也好，不愿意丢下他自己走的原因，可能也是有点儿不忍心。因为我也看到了他其他的部分，觉得他也挺不容易的。我认为在现代社会中，如果没有为家庭里的另一半舍弃自己的梦想是会受到一些指责的。

Z：这也是你为什么不愿意自己往上走。

L：对。就像作为一个妻子，作为一个女人，好像我看到的一些主流观点都是相对传统的。仿佛女人需要为了自己的丈夫，为了家，为了孩子，不应该再和结婚前的自己一样生活了。我自己出生于一个重男轻女的家庭，所以我也内化了一部分的身份，认为女人就要牺牲自己。

Z：还背负着那些枷锁。

L：包括我看到现在的社会对女性也有这种无形的要求。

Z：所以这一部分也是你当时停在那里的一个重要的原因。你心里面其实是有两部分在拉扯，一部分是希望自己穿着宝蓝色的礼服去更高一层，另外一部分就是既有丈夫，又有规则。

L：我内化了的很多女性的部分，不是说别人给我的道德绑架，其实是我自己在给自己这样的道德要求。这可能也是社会文化对人的一种影响，如果我自己一个人上去，他们会评判我的婚姻。

Z：所以别人来评判你的价值时也会评判到你的婚姻。

L：对。有种既可悲又无奈的感觉。所以在楼梯上我会处于进退两难的局面。

Z：如果你上去，你觉得你会看到什么样的画面？

L：没上去，所以还不知道是什么样，只是感觉那是一个我向往的场景。

Z：你想象一下会看到什么？

L：可能是像酒会一样的画面，大家会彼此尊重、肯定和欣赏对方。

Z：那这样的话你会是什么样的状态？

L：这样我感觉我自己也会变得很好，很美好。但是仔细一想，我还到不了那个程度，还差很多。

Z：所以你和梦里的你还是有些对立的。

L：是的。心里面的对立。

Z：那怎么办？

L：感觉怎么办都不容易。

Z：你刚才讲到一直希望有一个人在指引你，是吧，你希望那个人是什么样的一个形象？

L：我还是希望他能是我先生，我希望他能来做这样的事情。但是，对他有这样的期望好像也蛮不公平的，不过我也没办法改变我的想法。

Z：所以你心中还是有个像智者那样的形象是吗？虽然你希望是你先生，但意象里不一定是他。

L：对。具体是什么样我暂时还想不出来。

Z：那如果他知道了你现在是对立的状态，你觉得他会怎么告诉你？

L：他会告诉我，让我先等一等。若没有一个男性这样陪伴和引领我的话，我也可以独自美丽。

Z：也不一定要靠着他人对吧。

L：对。现实层面可能是需要他人照顾的，但心理层面是可以独立的。还是和自己的力量有关系。

Z：那你觉得他会对你说什么来给你力量？

L：他会告诉我，一切都会改变的，在每一步当中做自己当下所能做的。

Z：你当下能做什么？

L：当下能做的就是试着迈开步子，找到自己最想要的以及能够达到的，在做好自己本分之事的同时，帮助别人体现价值。

来访者的感受：

> 我感觉在积极想象的过程中又重新回到了那个梦境，在现实和梦境中穿行，一层比一层高。咨询师问了我许多问题，是借由梦境的问题，但也是映射了现实当中的一些心境的问题，包括一些对策。好像有点儿那种悬浮的意思，超越一切之上，去看看梦里的那个人是什么样子，然后慢慢地去问她当时的感受是什么。

虽然这个案例并不是一个理想化的积极想象案例，但是非常真实。可以按照上述示范的积极想象的这种方式，例如当来访者存在一定的创伤时，通过积极想象让他们讲述创伤形成的过程，当时经历了什么。梦的话可以继续被引申，询问来访者如果梦继续做下去会是什么样的情况。也可以从共情入手，与来访者一点点深入梦境。

在整个咨询过程中，咨询师通过具体化、场景化的方式，让来访者不断回到梦中的情景，在咨询的当下唤起梦中的真实体验，不断感受当时内心最真实的情感，从而激活更多、更深层的体验，更直接、更快速地进入其无意识世界。在这一过程中，来访者通过梦境一步步地展开，一点点体会自己与丈夫不同步的矛盾纠结，并不断尝试去理解这种矛盾纠结背后自己的渴望和丈夫的抗拒。

同时,来访者也不断把梦中的场景与现实进行连接,通过描述梦境来表达现实生活中与丈夫之间的矛盾,看到自己对于丈夫的鼓励支持并与自己同行的渴望,也渐渐看到了丈夫的不容易,渐渐看到了自己矛盾背后的无奈。咨询师顺势引导来访者更多地聚焦于自己的无奈感受,看到自己不敢"往上走"的背后既有丈夫的原因,也有整个社会对于女性、妻子的角色要求给自己带来的压力。

当咨询似乎也"进退两难"的时候,咨询师邀请来访者将梦境继续向下发展,探索会出现什么新的画面和体验,来访者意识到其实除了丈夫和现实因素外,自己其实也还不具备那样的条件。于是咨询师和来访者一起探讨怎么样才能上去,一起去询问来访者心中的"智者",并慢慢地找到了自己内心的力量感,并在结尾将这种力量感带回现实,一同探讨接下来如何去做能够帮助自己离自己渴望成为的样子越来越近。

意象重构

意象重构概述

意象重构是指,在相对安全的环境中,咨询师引导来访者找出过去记忆中的负性意象,并将其改为正性的形式。这些过去的记忆构成了核心信念的基石,深刻地影响着人们当下的情感、行为,以及对将来的筹划。意象重构技术的关键点就在于,个体能够通过意象,从不同视角重新审视和评估困扰他们的记忆或梦境,进而在想象中改变事件的走向,使其朝向更积极理想的结果。尽管想象中的"改变"并不会真的发生，但是从一个心理成熟度更高的成人视角去重新解构过去，能够帮助自己更客观、更全面地看待记忆中的自己和重要他人，重新赋予这些经历不一样的意义。在一个安全的空间去触摸埋藏在心灵深处的情感，尽管这些情感体验可能是十分消极甚至令人痛苦的。主动给予意象中的自己支持和关怀，也能够培育原本可能缺失的掌控感和自我价值感，促进情感整合，这是意象本身的真实性所决定的，详见前文。

之前的意象治疗可能让一些来访者深陷其中，但与之相对，有些人已经形成了一个自我保护的防御机制。如果这种机制被打破，他们可能会感受到不真实或产生破碎感，这可能会加重他们的症状。实际上，并非每个人都需要深入探索，或者他们没有这个愿景。相反，他们需要的是解决他们的问题和解决症状。在这种情况下，意象修正可能是一种非常快捷有效的方式。当然，需要注意的是，不能为了重构而重构，而是要贴着他们的情绪走。一旦意象改变之后，就要落到现实的行动当中。通过现实行动去强化来访者认知领悟的部分，形成良性循环，使来访者拥有内在的动力，从而改变他们的行为模式。

意象一定要贴合情绪和感觉，遵循一个整体性的原则进行建构。一旦意象发生改变，就一定要落到现实的行动上去，这也是认知行为治疗中应该注意的部分。例如，既然意识到了念头，就要提示来访者如何在这周或这个月内采取行动，如果无法采取行动，需要明确阻碍来访者的原因。如果可以做下去，则可以继续强化认知和领悟，形成良性循环，对来访者产生积极的影响。修正的过程不限于创伤性画面，过去的事实无法改变太多，因此可以引导来访者思考诸如"现在你觉得……怎么样"此类的问题，将话题引到可以掌控的画面感和情绪中。

意象重构的心理机制

目前尚未有明确的实验心理学数据为我们揭示意象重构是以何种机制发挥作用的，现有理论架构都还在猜想阶段，有待进一步的研究，简要总结如下。

（1）基于自我记忆系统模型（self-memory system model，SMS）的解释

该理论认为，每个个体都有一个"长期自我"和多个"工作自我"。"长期自我"包含了关于自我的概念性知识（如姓名、国籍）和嵌在自传体记忆中的自我认知，两者共同构成自我的基础。而"工作自我"代表某个特定时间和地点、每个当下一个人对自己的感知。我们或许可以把"长期自我"想象成电脑的硬盘，而"工作自我"则是显示屏上呈现的内容。为了实现特定的短期目标和适应环境变化，人脑这个超级计算机有一套检索算法，实时呈现匹配的"工作自我"。"工作自我"是流动变化的，"我"可以是懦弱的，也可以是勇敢的；"我"会贪婪，也会无私。此外，一个人对自己的评价和感受在不同情境之下可以是截然不同的，这些都是"我"的不同表象呈现。心理问题的发生并非在于个体对自我、他人和未来的负性认知，而在于心灵会固着在这些负性认知上。意象重构通过对关键自传体记忆进行重新构建，为这些记忆赋予新的意义，就好比升级了检索算法，从而使更积极和更功能性的自我认知有了更高的访问权限（Çili & Stopa，2015；Çili & Stopa，2019）。

（2）基于交互认知子系统模型（interacting cognitive subsystems model，ICS）的解释

该理论认为，人类的认知系统由不同功能的相互作用的子系统构成。

人们对自我和世界具体逻辑的认知和表征属于命题意义（propositional meaning）系统，这是一个可以用语言清晰描述的子系统，例如"我是有能力的"或"我来自中国"（Barnard & Teasdale，1991）。与之相对应地，是一个涵盖主观感觉和体验的暗示意义（implicational meaning）系统。这就好比我们观看一幅艺术作品，我们可以用言语说出作品的作者、年代、风格、特征，但作品所表达的感性内容，只能通过体验和感受来理解和把握，不可言说。ICS强调，个体在每个当下的信息加工，是命题意义和暗示意义的整合，是主观情感的综合体验。经典的认知行为治疗通过挑战思维歪曲和认知重构，可以更新命题意义，但更深层次的认知转变需要以更全面的方式，从整体上触及个体的经历和情感，这需要运用体验性技术，包括各种意象技术和行为干预等，才有可能实现（Holmes et al.，2007）。

（3）基于元情绪理论的解释

恐惧、悲伤、羞愧等消极情绪都具有积极功能，在人类漫长的进化中，它们有助于促进人类族群的团结并共同抵御灾难和野兽。这些消极情绪本身并非导致精神心理疾患的罪魁祸首，问题在于将"有情绪"视为问题，以及为了"解决"这些问题而采取的适应不良的行为，才是导致症状长期维持的关键（例如广泛性焦虑障碍患者的过度担忧和反复检查，以及抑郁患者的离群索居）。曼奇尼等人（Mancini et al.，2018）提出，在意象重构的过程中，来访者从不同的视角自我审视和自我探索，以意象为桥梁，确认和满足了消极情绪背后的心理需求，这有助于来访者接纳这些消极情绪，进而促进了自我表征的积极变化。

（4）基于学习理论的解释

有一句俗话说，一朝被蛇咬，十年怕井绳。当环境中的特定触发因素（如井绳）激活了与之关联的某个记忆时（如被蛇咬），大脑自带的"预警系统"就会被触发，导致个体产生类似的情绪反应（如怕）。阿恩茨（Arntz，2011）提出，意象重构通过直接激活记忆，唤起创伤性事件带来的情感体验，然后从不同的视角重新赋予曾经的体验以积极的意义记忆。这样，与大脑预警系统的关联就会被削弱，而记忆将与掌控感、关怀等积极情绪连接，并通过练习被巩固和强化。

意象重构的临床应用

意象重构可以作为一种独立的跨诊断的干预技术，因为很多心理疾病的发生都与负性记忆和不良生活经历有一定程度的关联。莫里纳等人（Morina et al.，2017）的一项元分析报告，荟萃了19项关于意象重构干预效果的临床研究，其中包含创伤后应激障碍8项，社交焦虑障碍6项，躯体变形障碍2项，重性抑郁障碍1项，神经性贪食症1项，强迫症1项。这些研究发现，意象重构能够显著地降低症状的严重程度，并且这种改善可以延续到随访期。此外，在相对较短的时间内，对伴随负性意象的消极情绪、功能不良信念和认知歪曲也能实现很好的干预效果。

意象重构还可以被整合到现有的咨询治疗中，与认知重构、行为干预、正念等技术结合实施，以实现最优的干预效果。在治疗人格障碍的图式疗法实践中，意象重构被认为是最重要的体验性技术之一。此外，怀尔德等人（Wild et al.，2008）将单次意象重构成功整合到社交焦虑障碍的治疗方案中，也达到了明显的症状改善效果。也有学者认为，为了让意象重构在最大程度上有效，建议先通过启发式引导和苏格拉底提问来纠正可能存在的思维歪曲，之后建立更符合现实情况的认知，最后再做意象重构的工作（Norton & Abbott，2016）。

意象重构的具体步骤

意象重构技术并没有固定的流程，而是一套灵活可变的技术组合。通常，意象重构可分为三个阶段来实施：首先是意象的识别和探索，鼓励来访者回溯那段记忆，并探索深藏在意象之中的内在诉求和期望；其次，来访者可以邀请当下的自己，或者另一个自己所信任的成人进入意象，去帮助、保护和抚慰记忆中的那个孩子，也可以由咨询师进入意象进行援助和干预；最后，带着新的洞见和领悟，来访者得以从孩童的视角再度构建一个更积极、正向的意象（Pile et al.，2021）。下面将对这三个阶段做详细叙述。

第一阶段：意象的识别和探索

贝克（2013）指出，在临床治疗中，很多患者都会出现侵入性的负性意象，这些意象会不受控制地在脑海中浮现，令人不安。来访者常常试图迅速将这些意象从头脑中排除，以摆脱意象带来的困惑和痛苦。然而，短暂的压抑并不代表消除，它们会在不经意间卷土重来，给个体带来持续的情绪困扰。因此，在这个治疗阶段，首要任务是识别和引导来访者表达这种侵入性自发意象。当来访者描述一个情境时，咨询师可以先形成一个视觉形象，以此为线索进一步引出来访者可能经历的意象。例如，咨询师可以询问来访者："当你这周注意到自己有情绪时，是否留意到有什么意象出现？"或者"当你想到'我不能做好一份兼职工作'时，脑中是否有一个画面？你现在能想出那个画面吗？"有时候，来访者可能会报告不止一个侵入性意象，因此咨询师可以评估这些意象的生动程度、侵入的频率，以及意象引发的情绪困扰的严重程度，并综合考虑这三个因素来选择适当的目标意象。

如前文所述，侵入性自发意象通常与人们如何看待自己、世界和未来的核心信念密切关联。为了更深入地探索意象背后的意义，并找到意象所关联的关键记忆，咨询师需要与来访者合作，共同营造一个安全、抱持的心理空间。与所有心理干预技术一样，意象技术的有效运用也必须建立在良好的心理支持之上。温暖的共情、积极主动的倾听和无条件积极关注等支持性心理干预技术，本身就具有疗愈的功能，使来访者感受到自己作为一个完整的、多面的个体得到真诚的理解和尊重。在此基础上，才更容易触及与核心信念相关的关键记忆带来的深层情感。

对来访者的深度理解和个案概念化也非常重要。临床实践的观察表明，仅仅想象未发生的消极负面的事件是不能达到干预效果的（Dibbets & Arntz，2016）。意象重构的真正目的，是将记忆的激活与更加积极和正面的情绪体验联系起来。这样，当来访者再次回想起这些记忆时，就不再感到那么恐惧、羞愧或孤立无援。因此，作为咨询师需要了解：在这些负性的记忆里，哪些基本的心理需求被忽视了；在那个当下，来访者的情绪响应、自我认识和应对策略又是如何相互影响的。这些洞察为下一阶段的意象重构工作提供了方向和依据。

意象重构的第一阶段不需要特别生动地再现每一个感官细节，也不需要像意象暴露技术一样去鼓励来访者待在有困扰的情绪里直到耐受，只需要激活与记忆相关的情感，然后用第一人称的表述方式，即自己儿时的视角去体验和审视。当引出关键记忆的意象时，咨询师需要贴合情绪，并鼓励来访者把注意力安放在当下的感受上，而不是刻意地去回忆具体的情境，允许来访者让与感受有关联的情境或画面渐渐地浮现出来。对于有些来访者，这个过程可能很快，但对于另一些来访者来说，可能需要更多的时间，咨询师可以鼓励来访者："再给自己一点儿时间，同时专注于你此时此刻的感受。"也可以给来访者一些适当的引导，比如："这种感受熟悉吗？"或者"你过去什么时候有过类似的感受？"一旦记忆浮现，咨询师就可以引导来访者体验和探索更多的细节，例如：

- "你现在多大年纪了？你在哪里？"
- "你看到了什么？还有谁和你在一起？"
- "你现在感觉如何？你在身体的哪个部分感受到这种感觉？"
- "你希望他/她/他们怎么做？"
- "你现在最需要的是什么？"
- "这对你来说意味着什么？"

第二阶段：进入意象并给予支持

来访者自己作为一个有能力、有阅历的成年人，进入意象，并为记忆中的那个孩子提供帮助、保护和抚慰。有时候，也可以邀请另外一个他信任的成人，或者咨询师进入意象提供支援。在这一阶段，选择谁进入意象、重构什么内容，以及如何重构，都是咨询师要考虑到的。

1. 咨询师进入意象

在图式治疗的框架下，意象重构的目标是重塑那些早期适应不良图式（early maladaptive schema）。图式治疗理论认为，如果个体在其幼年时期，反复遭遇创伤性的事件，持续遭受生理或情感的忽视甚至虐待，那么为了自我保护和避免更多的痛苦，他会发展出一整套用以接收和组织外界信息的思想模式和行为模式，即图式。图式有助于孩子理解和适应自己当时赖以生存的环境，但随着时间的推移，图式在与环境的不断交互中自我强化，逐渐演变为根深蒂固的认知歪曲和非适应的行为模式。即使在成年以后，个体自己的生活环境已经有了改变，这些思想和行为模式却依旧存在，并被视为不可辩驳和理所应当。图式理论认为，早期适应不良图式是情绪紊乱以及人格障碍的重要维持因素，因为它们很容易被与儿时经历类似的情境激活，一旦激活，个体就会产生强烈的情感体验和生理感受，并自动化地陷入功能不良的思维和应对模式中。

因此，有学者提出，对于有人格障碍特征或严重情绪失调问题的来访者来说，在被关键记忆激活的情况下，他以成人的身份进入意象可能无法为当年的那个孩童提供必要的支持和关怀（Brockman & Calvert, 2017）。因此，咨询师需要对来访者的心理健康程度做细致的评估。此外，咨询师介入关键记忆意象的重构，也可以为来访者呈现或示范出身心健康的成年人可能展现的不同反应方式。咨询师可以用下面的引导语邀请来访者将自己带入意象。在这个过程中需要注意，咨询师非常需要对来访者呈现的情感进行表达、共情和理解，例如：

- "你一点儿也不想让妈妈生气，你感到很内疚，有些不知所措。"
- "我想，×××（来访者小名）可能需要一些帮助/安慰，可以让我去帮帮他/她/他们吗？"
- "你可不可以邀请我，进入你脑海的画面中去，然后一起为×××做点什么吗？"
- "你可以在脑海中看到我吗？我在什么地方？"

此外，有必要的话，一定程度的保证也是可以的，例如："你放心，我会尽自己最大的努力,不会让你妈妈感到不快。"

2. 来访者自己或来访者信任的其他人进入意象

对于没有人格障碍或经历过复杂创伤的来访者,咨询师可以鼓励并引导来访者将成熟稳健的自己带入记忆的场景中,以创造一个不同的、积极的故事线。为了更好地帮助记忆中的孩童,咨询师也可以帮助来访者先激活一个充满积极情绪的自我意象。咨询师可以邀请来访者回想他们近期或者过往经历中的某个高光时刻,让他们在心中描绘出那时的自己,如一个勇敢和智慧的形象,然后重新沉浸在那时的情绪和身体感受中。接着,我们可以邀请他们带着这些正向的感受,重新进入那个需要重塑的记忆,为那时的孩童带去温暖和支持。

咨询师无须遵循固定的流程或引导语来指导来访者怎么做,只需要鼓励来访者自主地决定接下来要做什么,确保来访者在这个过程中能够最大限度地提升自我掌控感。例如:

- "作为一个更加成熟的自我,你有什么想做或者想说的吗?"
- "这样做,你有什么想法和感受?"
- "其他人对此有什么反应?比如×××(来访者小名)呢?"

如果来访者未能独立并且有效地改变记忆中事件的进程,咨询师也可以向他提出:"你觉得还有谁是你信任的,可以邀请这个人来助你一臂之力吗?"

3. 意象重构的常见议题

范德维恩加特(van der Wijngaart,2021)总结了五种意象重构实施中常见的议题,以及重构时可以着重考虑的方向,这五种议题分别对应五种基本的心理需求。同时，范德维恩加特也指出，这样的分类并不绝对，唯有来访者自己可以最终决定生命中的关键性事件如何被体验和解读。

- **安全感缺失**　婴幼儿时期重要养育者的漠然、疏离、暴力、虐待或不可预测的对待都会导致安全感的缺失。此外，自然灾害、战争以及霸凌也会让安全感受损。针对这一类主题的回忆，重构可以聚焦在安全感的重建，如：来访者去一个安全的地方、及时地制止或抵制施暴者，以及坚定而勇敢地发声等。
- **自主性、能力和认同感缺失**　这类来访者的回忆内容常常与父母家人的过度保护或者包办有关，也可能是作为孩童时表现出色却不被看见。重构的核心是激发个体的自主性，鼓励记忆中的孩子勇敢地表达自己的想法并做出尝试，共情理解孩子的无力感，并对每一个积极的行动给予肯定和支持。
- **边界感的缺失**　这类来访者在尊重他人、合作、做出承诺或设定现实的个人目标方面常常遇到挑战。图式理论认为，建立良好的边界感需要养育者的教导或指引：孩子要从家庭教育中学到，生活并不总是按照自己的意愿展开，以及当他们因为没有得到自己想要的东西而愤怒伤心的时候，他们要学着适当地处理这些负性情绪。养育者的忽视或者过于宠溺，都可能导致边界感的缺失。通过意象重构，这样的信息可以以一种有意义的方式间接传达给来访者。进入记忆意象的成年人可以直接对父母要求的百依百顺说"不"，同时也可以温柔地去安抚记忆中的孩子，让孩子得以在陪伴中学会与自己的消极情绪相处。

- **正当愿望和情感表达被压抑和忽视**　这类来访者的目的是获得爱、关注和认可。在重构这样场景的意象时，成年人首先要做的是让内心孤独的孩子感受到关怀和呵护，同时，让他可以做到与父母温和而坚定地沟通。

- **对犯错过度敏感、严苛的自我控制和完美主义**　这类来访者甚至以牺牲身心健康或重要关系为代价。记忆中的父母常常是高标准严要求的，似乎放松和娱乐是不被允许的，孩子要时刻保持谨慎小心，因为失误可能招致批评甚至惩罚。这些父母的初衷往往是好的，希望孩子能通过努力有个远大的前程。在重构的过程中，重要的不是与记忆中的父母争辩，事实上来访者自己很可能也内化了关于"努力"和"完美表现"的信念，而是通过共情和理解的方式，温和地提醒那个孩子最基本的心理需求：自由地玩耍和放松。同时，也可以邀请来访者以成年人的视角去看那个被过于严格要求的幼小自我，培养自我关怀和同理心。

第三阶段：提炼积极意象

　　上一阶段成功的重构工作可以给来访者带来安全感、掌控感和自我价值感。带着这份自我肯定的力量，来访者要再次穿越时空，回到孩童的视角。这一次，来访者要用自己的语言清晰而明确地表达自己的所思所想，然后为那段记忆描绘一个新的结局，同时为自己的生命叙事增添一抹亮色。这样做的目的，不仅是强化自身的掌控感，更重要的是建立一个积极的自我认知。

意象重构最终要落实到当下，这也是认知行为治疗中应该注意的部分。咨询师和来访者可以通过下面的探讨来强化领悟和积极的自我认知：

- "在这个过程中你学到了什么？"
- "像那样为自己挺身而出，你感觉怎么样？"
- "可以描述一下你的体验吗？你身体的哪个部位最能感受到那份力量？"

同时，与来访者讨论如何在接下来的一周时间里加强这份积极的体验，其中包括重复意象重构的练习以及在生活和工作中可以做哪些积极的改变等。

意象暴露

意象暴露概述

每个人都有自我疗愈的潜能。根据荣格的"集体无意识"观点，每个人都有自己智慧的一面，"存在即合理"，每个人的每个动作都是有意义的，甚至一些强迫性的行为，例如不断洗手、打扫卫生等，其实都是个体保护自己的行为，而这源于他们对周围世界的危险性所建构的认知。这些行为可以被视为一个负强化过程。正负强化过程反复推动，也恰恰证实了每个行为的合理性。与其站在我们所建构的世界评价他人，不如共情、理解他人所建构的世界，寻找他人把症状维持到现在的原因。

意象暴露需要来访者主动接触能引发其焦虑的刺激（意象），并且保持这种接触，直到他们开始认识到预期的负性结果并没有发生，这会让他们的焦虑开始减少，焦虑减少的过程被称为"习惯化"或"适应"。

现有的研究表明，有一些变量会影响到暴露的效果。首先是暴露的类型，暴露越真实，效果越好（Sisemore，2012）。咨询师可以采取咨询室内的想象暴露加现场暴露的方式，同时在暴露的过程中观察来访者的非言语的行为，例如眨眼、肩膀放松等。关于暴露的强度，研究并未发现个体在处理强度不同的痛苦情境时在减轻强迫症状方面存在显著差异。个体更倾向于采用循序渐进的暴露方法，从较少痛苦的情境开始（Hodgson，Rachman，& Marks，1972）。也有研究发现，暴露的时间较长会比较短对个体而言更有收获（Foa & Kozak，1986），一般暴露的时间是 60～90 分钟。

意象暴露的结果主要有两个方面，即认知改变和增强自我效能感。当来访者最终发现他们所担心的可怕结果并没有发生，他们的焦虑水平会下降，而不会升高到无法接受的程度。当他们待在令自己恐惧的情境中并被阻止回避行为时，个体会认识到这个情境不再具有危险性。来访者最终会明白即使面对真实的威胁，焦虑感也不会永远持续。

意象暴露的步骤主要分为以下几步：

- **解释暴露治疗的原理和操作程序** 咨询师和来访者应反复探讨暴露治疗的利弊，最后就进行暴露治疗取得来访者的同意，咨访双方都做好准备之后才可以开始。
- **制订暴露情境等级表** 首先，识别诱发线索（trigger cues），诱发线索分为内部诱发线索和外部诱发线索；其次，以

"主观痛苦感觉单位量表"（Subjective Units Distress Scale，SUDS）对每个线索引发的焦虑程度进行评分；最后，将焦虑程度（SUDS得分）从小到大进行排列，建立暴露情境等级表。

- **首次暴露** 首次暴露应当作为一次治疗性会谈的内容。咨询师应选择引发焦虑程度为低等或中等的情境线索（SUDS得分≥4）来进行首次暴露。在首次暴露中，来访者要面对能引发焦虑的刺激，并且要持续保持与刺激的接触。在暴露过程中，要让来访者定时地采用SUDS对他的焦虑程度进行评定。咨询师要等到来访者的SUDS得分至少减半才能考虑停止，否则暴露刺激和焦虑反应之间的联系可能会被强化而不是被削弱。
- **重复暴露** 在首次暴露之后，咨询师可以以家庭作业的形式安排来访者自行完成每天的重复暴露。不断地重复练习，直到暴露刺激引发的焦虑程度降到最低。一旦某个暴露等级情境不再会引发来访者显著的焦虑，就应当进入暴露情境等级表中的下一个情境等级进行暴露。

意象暴露案例演示

出于伦理原因，以下个案由咨询师改编和扮演。（Z：咨询师，L：来访者）

来访者L自述特别怕鬼，所以不敢谈论太多相关的细节，只想简单提及。来访者长期以来一直怕鬼，这一恐惧情感早在来访者小时候就开始了。来访者认为这种恐惧可能跟自己小时候喜欢看神话故事以及自己家里的信仰有关，这种恐惧已经影响到正常生活，自己会怕黑并且小时候需要一直开着灯才能入睡，不敢独自上厕所，同时害怕家里的画和楼梯上的垃圾袋，因为自己会想着里面是人头。为了锻炼自己的胆量，来访者会故意让自己去看与鬼神有关的电影和电视剧。此外，来访者的梦中会出现大面积的血、僵尸还有它们对自己的攻击行为，或者是自己从楼上掉下去或掉到深海里的场景。

Z：我能看出来你有点儿害怕了，你的身体呈现紧张的反应。

L：我确实特别怕鬼。该怎么讲呢？当你问到我这个问题的时候，我就会想，我怎样用一个非常简练而清楚的方式表达我特别怕鬼这件事情，我怕我一讲就会讲很多。我怕鬼这件事情已经持续很久了，从小时候开始，可能因为我特别喜欢看一些神话故事，而且我也真的很相信鬼的存在，而这种相信可能跟家里的信仰也有关。

Z：你能意识到你的怕和你的信仰有关系。

L：对。虽然我看不到，但我还是能感觉到它们的存在。因为它们的存在，所以我很怕黑，从小不敢自己上厕所。比如说在屋里看电视，往厕所走我就会害怕。我小时候入睡都是开着灯的，现在好转了很多。在我儿时的记忆中，我们家有一幅画摆在那里，描绘了一棵树的景象。从我睡觉的角度往那儿一看，那个角度使得树叶的形状看起来像骷髅头。每天晚上睡觉关灯后往那儿一看，我就害怕。而且，我还特别喜欢看恐怖片。我记得有一次我父母去奶奶家，但我因为要上课就没去，于是我上午的时间就在家学习，然后下午上课的时候，我就出门从我们家五楼往下走。但那天从楼上往下走的楼梯上有一个别人扔的红色塑料垃圾袋，我就会想象那里面放的是人头，所以在看见它的一瞬间我就不敢下楼了。

Z：所以你看到垃圾袋时脑子里的意象就是一个人头。

L：对。

Z：你刚才讲到了你害怕的好多个方面，有怕黑、恐怖片、红色塑料垃圾袋，包括梦，等等。如果用0～10分来给你的恐惧程度打分，10分代表特别恐惧，0分代表一点儿都不恐惧，你会怎样对你害怕的东西进行评分？比如，对于黑暗，你现在的恐惧程度有几分？

L：8分吧。

Z：恐怖片呢？

L：7分吧。

Z：你刚才还讲到了塑料袋会让你想象到人头，这个是几分的恐惧？

L：5分。

Z：那么从恐惧的角度来看，如果10分代表非常能承受，0分代表完全没办法承受，你觉得你自己能承受的分值是多少？

L：如果有很多人陪伴我，我能承受的程度就是8分，感觉还好。但是只有我自己一个人的时候，我真的很害怕黑，有一种恐惧感。

Z：如果做暴露疗法的话，你希望我们一起尝试暴露哪个让你害怕的部分？

L：怕黑吧。

Z：你刚才讲到了它有不同的等级是吧？比如说有很多人在时的

黑暗，你会打几分？

L：如果晚上有人的话恐惧程度可能会到5分，但是只有一个人的时候一定要开灯，这个灯不一定要是卧室里的灯，外面的灯也可以。

Z：所以大概的等级排序会是什么样的呢？

L：稍微好点儿的是有人但是黑的时候，然后就是一个人开着灯的时候，虽然会有点儿恐惧，但感觉还行。最后就是一个人的时候还关着灯，这会让我感觉到非常恐惧。

Z：那么，让我们尝试一下去面对这种恐惧，因为恐惧有个特点，会让你害怕它并且回避它。当我们真正去面对恐惧的时候，也许你会有不一样的体验。

L：我没有试过这个，我也不确定。

Z：我们可以尝试着用意象的方式，你看可以吗？

L：可以。

Z：你现在可以慢慢让自己闭上眼睛，然后去想象，现在天快黑了，家里有人，那个画面你能想象出来吗？我看到你在吐气。是的，当我们去面对心里的恐惧，有时候就会有些抗拒、有些害怕，这本身是正常的。尝试想象自己在家，已经晚上了，天慢慢黑了。

L：你这么说，我就下意识觉得我的手要去开灯了。

Z：开灯是你习惯的动作是吗？

L：是的，一定要把灯打开。

Z：我们现在知道灯就在开关的旁边，但是我们可以挑战一下，先不开灯，然后看一看此时此刻你旁边是什么样的。

L：我感觉到有人坐在我旁边了。

Z：这个人是谁呢？

L：鬼，一个黑影出来了。

Z：你现在的害怕有几分？

L：至少是8分。

Z：这个分数基本是在你承受的临界点是吗？

L：我其实也不知道我自己的承受能力是多少，但是我能感受到我的心脏跳得很快，浑身起鸡皮疙瘩，还发冷。我很想跑，想远离它。

Z：是的，这是我们正常的反应，当我们觉得自己遇到危险的时候就会有这样的反应，没有关系，你知道它现在就是一个意象，不一定是真实存在的，所以我们尝试挑战一下，看看你那8分的恐惧和担忧。你现在多和恐惧待一会儿，去体会一下心跳加速和鸡皮疙瘩起来的感受，看看会怎么样？

L：我感觉它在冲我笑。

Z：你现在可以看到表情了，那它是什么样的形象呢？

L：黑斗篷，眼神是空的，手上有好长的指甲，邪恶地笑着。

Z：所以你会有想要逃跑的感觉是吗？

L：对，我会想到小时候的梦，觉得根本没地方逃跑。我现在不想闭上眼睛了。

Z：睁眼是会让你自己感觉好一些吗？

L：对的。闭上眼睛我好像都能感觉到它的呼吸。

Z：那你就睁开眼睛，这个鬼确实是会让人挺害怕的。

L：是的，它想抓我。

Z：所以你害怕的其中一点就是，害怕它的笑和害怕它抓你是吗？

L：对，它要靠近我并把我带走。

Z：所以把你带走的感觉是让你很恐惧的。

L：对，甚至有一些绝望。

Z：所以你在不断地跑，如想去开灯，这样做对你来讲是一个安全的行为和保护自己的方式。

L：到现在我仍能感到它在我旁边，到了我的右边。

Z：看来你是不敢看它的，我看你一直在害怕它。你可以告诉它，说："我害怕你，你来找我干什么？"

L：但我的理智又告诉我那是假的，可我就是很矛盾。我心里又很害怕，可是我的理智又告诉我没有这个东西的存在。

Z：所以你会发现并觉得它是不存在的，但心里又感觉它在那里是吧？

L：对。

Z：你的理智告诉你，它是不存在的。所以你从这里面看到了什么？我们面对的并不是现实中客观存在的鬼，而是我们心里的一种臆想。你要想真正解决这个问题，我们就得知道为什么会产生这样的意象，你才能去面对。当然这个过程对你来讲真的很难吧？

L：有点儿。

Z：你现在恐惧的感觉是怎么样的？

L：现在还是会恐惧，但是我会理智地告诉自己，这些事情可能是假的，但是有时候那个东西唰地一下就出来了。

Z：是，它是一种闪回。这种自动化的模式并没有经过你的同意。

L：确实没有经过我的同意，有时候睡觉的时候唰地一下就出来了。

Z：而且很重要的触发点就是晚上和黑暗对吧？

L：对。

Z：感觉一闭上眼睛就会出来是吧？

L：对。

Z：所以我们可以看到三个触发点：一个是黑暗，一个是没人，一个是闭眼。

L：看恐怖片的时候也会这样。

Z：所以为什么越害怕你越要去做？

L：我不知道。我可能想挑战一下我自己，想克服一下恐惧。

Z：非常好，这真是一种很好的方法，你看你在挑战自己，你在努力地去应对它。现在我们看到的它穿着斗篷，就像我们在恐怖片里看到的一样，我们也可以尝试去挑战一下它，因为这么多年你一直想去改变它。

L：但是我改变不了。它太厉害，它无所不能，它能看见你，不管白天晚上或者其他什么时候，它都能看见你。

Z：你知道为什么吗？

L：不知道。

Z：因为它是你心里幻化出来的，无论逃到哪儿你都会把心带上，这就是为什么你逃不掉。因为它只是你自己心里的某一部分呈现而已。我们可以再来试一试，就像你看恐怖片一样，不是用一种逃的方式，不敢看的方式，而是用看恐怖片的方式去看看你感觉在右边的穿着斗篷的鬼。

L：是飘在这儿的，随便地飘。

Z：好。你先尝试去看一看它，看着它的眼睛。当你做好准备的时候，手可以露个缝，就像手试着捂住眼睛，对，你小心一点儿。是的，这对你来讲已经非常难得了，因为你的惯用模式就是回避，你现在能主动地去看它已经是非常了不起的了。

L：我想哭了。我现在手都是麻的，浑身都是麻的。

Z：这是我们恐惧的另一种表达方式，一种是逃跑，一种是麻木，这是很常见的。

L：但是它还会在这里，不管我看与不看，它就在这儿用那种表情看着我。我一想到它，它就来了，然后理智一点儿的时候它就走了。

Z：原来它害怕你的理智，看来理智也是你保护自己的一种方式。

L：我能理解你的意思，就是我们用心理的方式去面对它，可是我一下子不理智一下子又理智了。很多时候我干脆就不想了，然后它过一会儿就会蹦出来。

Z：所以其实你心里一直害怕它是吧？

L：对，害怕它。

Z：你害怕它的什么？

L：我害怕它把我带走，我逃不了。就是现在，老师，我可以做到不看它，我坐在这儿就好了。

Z：这已经是很大的进步了，你允许它坐在那儿是吧？

L：我挺害怕的，但是它坐在这儿也行。

Z：你就坐在这儿，这个时候你的害怕有几分？

L：会降低很多，只要我不看它就好了。

Z：和之前比你有没有发现什么不一样？

L：好像我稳定了一点儿。

Z：是的，你稳定了一点儿，而且你没有那么想逃的时候，你可以坐在这儿，甚至它坐在旁边你都能好一些。你继续坐在这儿，跟你自己身体的那种害怕的感觉多待一会儿。

L：现在会好很多，不像刚才心里那么慌了，我刚才手特别麻。

Z：所以你从这里面看到了什么，学到了什么？

L：就是害怕的时候不用光想着逃。

Z：是的。实际上你的恐惧有一部分来自逃跑，越想逃跑，恐惧就越大，是不是可以这样理解？你不跑了，你在这儿待着，你的恐惧程度也会降下来。

L：对。害怕里面还包含家人的离去和丈夫的离开。

Z：所以你的害怕里面还有很多悲伤的情绪。

L：很悲伤。一句话来说，就是无法改变既定的事情，人的力量太渺小了。

Z：这个过程中你也很无助。

L：但是我也看到自己的成长。因为我能知道为什么会这样，我出生在一个重男轻女的家庭里，虽然我是独生女，但我会感觉到在我们家的模式里，我是讨好爸妈的。

Z：这种讨好是你生存的一种机制。

L：对，我必须要讨好。爸爸妈妈给予了我很多，但我有时候会开玩笑说自己就是个工具人。尤其是这次疫情之后，我收拾屋子、照顾妈妈、照顾孩子，我爸爸也会照顾我爷爷。我会觉得我得发挥我的价值，当然这是我应该做的，而我也心甘情愿。

Z：你说工具人的感觉是指没灵魂了吗？就像是戴着斗篷，没有眼珠。

L：你这么说，我好像感觉到了点儿什么。

Z：感觉到了什么？

L：我感觉到我好像那个鬼。

Z：那是属于你的被否定的一部分，所以你会想把它丢掉，可是它一直在找你。

L：可能是家里人从来没有表现出对我的关爱，更多的是让我实现自己的价值。

Z：所以现在你终于知道为什么你说那个鬼是你自己了，是吧？它缺什么？它缺爱。

L：我会发现其实父母他们也是生活在缺爱的家庭里。我表达我自己的爱的方式就是把自己丢掉，可是我真的爱他们，只不过有时候我爱的方式出现了一些问题，但是我本质上是爱他们的。姥姥的离去让我难过。

Z：虽然你很不幸，但是你讲到了姥姥的离去会让你很悲伤。

L：因为我姥姥是这个家里面唯一让我感受到爱和接纳的家人，所以姥姥的离去对我来说是很大的打击，感觉我没地方去。

Z：感觉这个世界上没了真正能够认可你的价值、你的女性身份和作为"你"这个人本身存在的人。

L：对的，而且我爸妈并没有告诉我她的离去。理智告诉我必须接受，但是情感上真的接受不了。有时候我会想为什么要接受，很多事情都是这样。

Z：但是又没办法。

L：事实上是没有的。有一句话说活着比死还难，有一段时间我真的是那么感觉的，活着比死还难。

Z：也是姥姥走了以后吗？

L：不是，对于姥姥的去世，我就只是逃避。

Z：所以你到现在都还思念姥姥给你的那份关心和家的感觉。

L：对。我感觉我能明白这个过程，我好像突然间有感觉了。

Z：是什么感觉？

L：为什么看见鬼我会想哭，因为我觉得我挺心疼它的。

Z：现在你能感觉到对它的心疼。

L：我能感觉到它是另外一个我。

Z：所以你说它是另外一个你自己。

L：对。我妈说我从小就是一个很听话的孩子，在家里或者在外面让做什么我都做。

Z：是的，所以你不得不用面具的方式来保护自己，因为你认为这是你能够活下来并且得到他们认可的一种方式。你认为因为你不是男孩，所以不被他们认可。

L：我妈会说女孩不比男孩差，男孩能做我也能做。

Z：看来妈妈对你很重要，所以你现在想到它时不再是害怕，而是对它的一种心疼。

L：因为我看到的它好像也有我的一部分。

Z：你现在可以去看看它，带着心疼。既然你意识到它是你的一部分，所以它来抓你并不是真的想把你带走。

L：本来是不想看的，但我现在觉得这样做是挺好的。

Z：挺好的是吧？

L：它就在旁边看着我也行，但是别让我去看它。

Z：但是感觉你现在没那么害怕了。

L：对，我感觉到不像刚才那么害怕。

Z：你意识到了它是你的一部分，它是你缺爱的那一部分，它是你被否定的那一部分，它也是你被压抑的那一部分，就像你说的从小到大的工具人一样。所以你现在能明白你为什么害怕恐怖片还要去看了。

L：因为我在适应这个模式。

Z：也许是适应，也许你也在寻找丢失的、缺少灵魂的自己，你也在跟它连接，你在找它，它也在找你。

L：所以我无处可逃。我先承认它可能是我，但是要跟它成为一部分，要把它收回来的话可能还得需要一段时间。

Z：是的，你现在看到了它并且也尊重了它的存在，你也能够心疼它。这种心得是非常重要的，背后是一种边界，也是一种思维，对它对你都很重要。我们有一个作业行动计划可以来帮助自己，既然你意识到它是你的一部分，那么你可以在咨询结束以后，每天在感觉当中跟它像这样待一会儿。你觉得可以和它待多长时间？

L：有意识地感受到它在的话，可以待10分钟。

Z：要去感受到它，主动和它在一起待10分钟，而不用以前的逃跑回避的方式，这样可以吗？

L：好，从今天开始。白天可以这样子，晚上是不行的。

Z：那我们就从白天开始，你想在白天什么时候？

L：白天八九点的时候吧。

Z：好的。实际上这是来帮助你自己的，并不是要去讨好谁。这是为了帮助你自己心里的缺爱的那一部分。

L：好的，我努力。

来访者的感受：

开始的时候提到自己的害怕，本身就挺令人害怕的，手也发麻。但咨询师的温暖和理解，让我安心了一些，尤其是在整个咨询过程中让我自己选择和决定，让我拥有了一些掌控感。从对黑暗的恐惧，到怕鬼，当真正去体验的时候，才发现，我害怕的是自己曾经的失去，害怕的是自己曾经的创伤性体验。通过刚才这个过程，让我领悟到，其实内心恐惧的事物并没有想得那么可怕，逐渐去面对就可以了。

在这个意象暴露的案例中可以看到来访者逐渐从不能忍受鬼在旁边，到慢慢理解、接受并尝试和鬼共处的进步，也可以感受到社会文化对于人的塑造的影响。在暴露的过程中，来访者会出现害怕和回避的心理，这个时候咨询师应该给予鼓励，告诉来访者这是正常的现象，然后再一步步地深入下去。

咨询师首先让来访者就"怕鬼"这种情况进行具体的描述，找出生活中怕鬼的几种具体情况，然后分别对恐惧进行打分，并确定自己能够承受的恐惧分数上限。在做好这些准备工作后，咨询师开始引导来访者通过意象的方式来进行暴露，并在过程中不断对来访者出现的因恐惧带来的反应进行解释，帮助来访者正常看待自己出现的各种身心反应。

当来访者的意象中出现鬼后，来访者本能地想要开灯帮助自己缓解恐惧，咨询师温柔而又有力地鼓励来访者不采取这种一贯的安全行为，而是直面恐惧并和它待在一起。来访者的恐惧开始迅速上升并达到承受上限，但咨询师询问后发现来访者其实还能承受，于是咨询师在稍微等了一等，给来访者一个调整的空间后，鼓励来访者开始面对自己恐惧的这个鬼，从对视到对话，在继续暴露的同时，引导来访者探索鬼在其心中所代表的意义。

来访者慢慢意识到，鬼其实更多地象征着自己一直渴望，但是却又始终没被好好爱着的那个部分，也象征着自己一直被否定、被压抑的那个部分，进而开始慢慢接受，没有再像之前那样充满恐惧。咨询最后，咨询师与来访者商定咨询结束后每天都与自己心中的这个"鬼"待一会儿，从而将咨询中的收获领悟带到日常生活中，在帮助自己面对恐惧的同时，也更好地整合自己，疗愈自己。

第5章 基于意象的认知行为治疗实操步骤

经典认知行为治疗更多关注的是认知的内容，主要是负性思维和行为模式的改变，如去挑战学习压力大的学生的负性想法"我是个失败者"，去改变其回避的行为模式。在负性思维方面，主要关注的是负性的言语性思维，如"我很笨""我什么都干不好""别人在嘲笑我"和"我不被人家喜欢"等，很少关注负性的意象，以及针对负性意象开展相关工作。但基于多项研究以及笔者的临床实践观察，负性意象对负性情绪和行为影响更大，负性意象更能探索到来访者问题的核心。因此，基于意象的认知行为治疗，就是在认知行为治疗的注重咨访关系、认知三角概念化模型、循证、关注当下、以问题为导向等特点的基础上，根据哈克曼等人（Hackmann et al., 2011）的意象概念化模型，从意象的来源、意象的引发因素、意象描述、意象的情感与评价、意象的影响，以及使意象维持的因素来进行有针对性的干预。

意象概念化的基本原则是合作。来访者和咨询师共同合作，一起绘制流程图，并鼓励来访者自行书写（Hales et al., 2015）。咨询师与来访者基于治疗目标选定特定意象，然后通过六个步骤来实现意象概念化（见图5-1）。

① 意象的来源

↓

② 意象的引发因素

↓

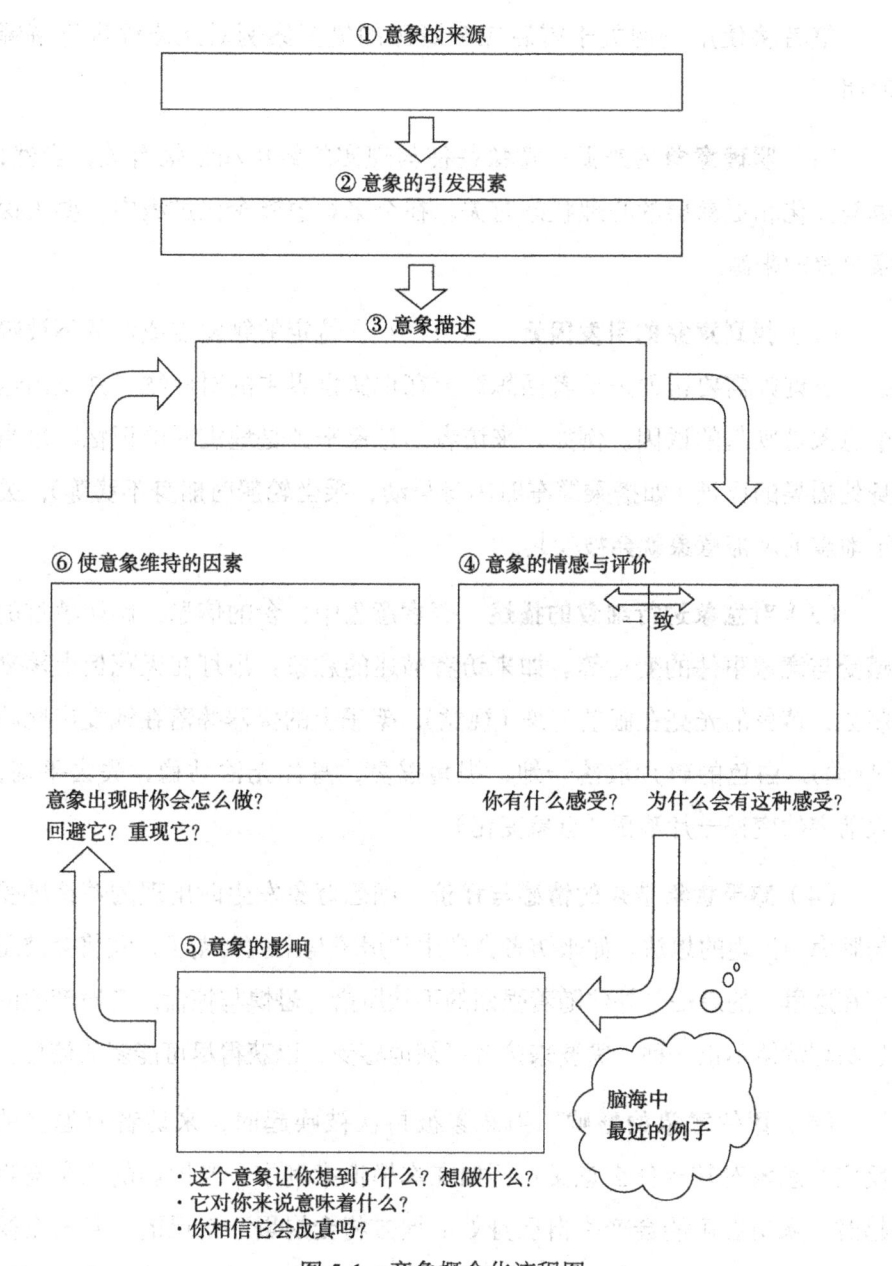

③ 意象描述

⑥ 使意象维持的因素　　④ 意象的情感与评价
　　　　　　　　　　　　　　　一致
意象出现时你会怎么做？　你有什么感受？　为什么会有这种感受？
回避它？重现它？

⑤ 意象的影响

脑海中
最近的例子

· 这个意象让你想到了什么？想做什么？
· 它对你来说意味着什么？
· 你相信它会成真吗？

图 5-1　意象概念化流程图

笔者将使用一例关于震后应激障碍的模拟案例对此流程进行解释说明。

（1）**明确意象的来源**　意象往往与现实的经历和记忆有关，当然，也与文化和更深层的心理状态有关。在个案意象概念化过程中，要去探索意象的来源。

（2）**找到意象的引发因素**　意象经常在特定的触发点或情景下被唤起。咨询师需要帮助来访者回想意象在现实世界中的对应物，并找出这个意象被唤起的诱因。例如，来访者的意象来源是地震时的记忆，每当身处摇晃的场景（如搭乘缆车时车身晃动，乘坐轮船时船身不稳等），关于地震的恐怖意象就会被唤起。

（3）**对意象进行细致的描述**　探索意象中包含的信息，比如感官的感受与意象事件的变化等。如来访者描述的意象：吊灯在天花板上荡来荡去，黄色的光亮在眼前闪烁（视觉），架子上的瓷器摔落在地发出脆响（听觉），白色的碎片散落一地，视角摇晃，身体无法站稳，失去平衡，眼前突然变得一片漆黑（意象变化）。

（4）**感受意象带来的情感与评价**　回想意象发生时出现的情绪感受与脑海中浮现的想法。如来访者会产生"房子马上就要塌了，我将会被压死在这里"的想法，并伴随着强烈的不知所措、恐惧与惊慌。有时产生的想法与情绪不止一种，需要来访者仔细地感受，以获得尽可能多的信息。

（5）**评估意象的影响**　当意象被再次被唤起时，来访者有怎样的反应？意象对其有什么意义？例如在本模拟案例中，当地震的意象被唤起时，来访者可能会产生自己身处的地方将会崩塌、自己的人身安全受到威胁的侵入性想法。于是瞬间陷入恐慌，并抱头蹲下无法动弹。来访者坚信这种想法会成真,并认为浮现的曾经的地震崩塌的意象会在当下变为现实。即使最后没有如其预料一样真正发生,来访者也无法打消顾虑,并认为遇到的没有崩塌的摇晃场景只是侥幸,而下一次便会成真。来访者事后认为意象的出现是一种预警,自己应该避免任何有崩塌危险的场景。需要注意的是,意象对不同的人有不同的意义,在探索的过程中应该以来访者自己的觉察与解释为主,不能以咨询师的主观经验下论断,这样才能得到更为真实有效的信息。

(6) **探明使意象维持的因素** 意象的持续反复出现与个体适应不良的应对方式有关。采取回避式的应对方法,如强迫自己转移注意力,则可导致意象侵入的恶性循环。如来访者在意象浮现时,会尝试让自己不要想这些事,告诉自己其实并不可怕,试图将侵入的意象从头脑中驱赶出去。但每当驱赶失败时,来访者会感到更加恐惧,并且更加坚信马上就会发生事故。同时,来访者在生活中也尽可能地避免进入摇晃的情景,比如拒绝乘坐缆车、船只、飞机等会颠簸摇晃的交通工具。这对来访者的生活造成了极大的不便,同时也无法实际解决问题。弄清来访者的应对方式有助于打破这种恶性循环,使其正确对待负性意象,降低不良意象对其生活的影响。

笔者根据上述哈克曼(2011)的意象概念化模型,整合了认知行为治疗、精神分析和中国文化中关于意象工作的理念,提出了基于意象的认知行为治疗的理论模型假设:以循证的方式转化消极意象,从而引发来访者在情绪、感受和行为方面的改变,进而减轻痛苦,提高生活质量并增加来访者的福祉。在这个理论模型基础上,笔者建立了六个意象干预模块,即意象调节、意象体验、意象分析、意象想象、意象智者、意象生活(见图5-2)。

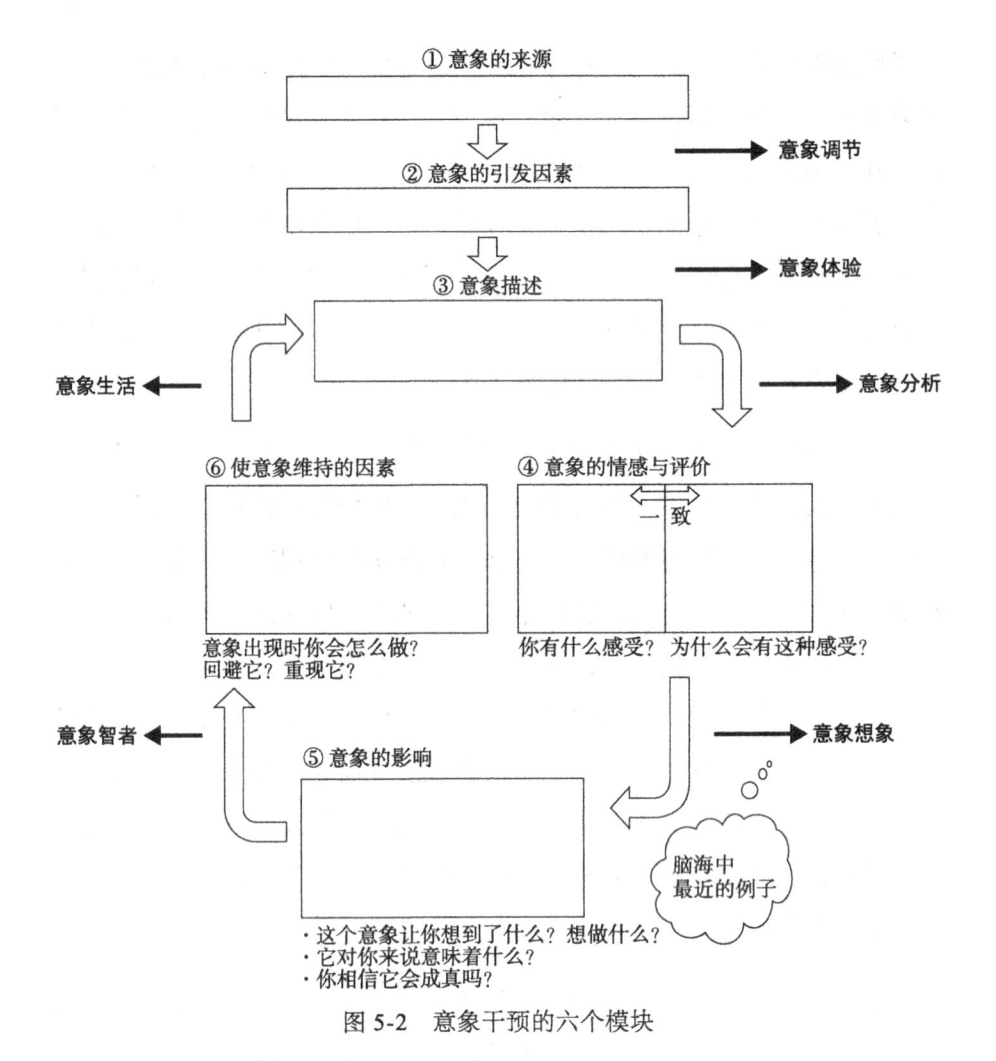

```
                    ① 意象的来源
         ┌─────────────────────────────┐
         │                             │ ────→ 意象调节
         └─────────────────────────────┘
                        ↓
                  ② 意象的引发因素
         ┌─────────────────────────────┐
         │                             │ ────→ 意象体验
         └─────────────────────────────┘
                        ↓
                    ③ 意象描述
         ┌─────────────────────────────┐
意象生活 ←─│                             │────→ 意象分析
         └─────────────────────────────┘

   ⑥ 使意象维持的因素          ④ 意象的情感与评价
┌──────────────────┐      ┌──────────────────┐
│                  │      │      ←─ 一致 ─→    │
│                  │      │                  │
└──────────────────┘      └──────────────────┘
 意象出现时你会怎么做?      你有什么感受? 为什么会有这种感受?
 回避它? 重现它?

意象智者 ←──                                    ────→ 意象想象
              ⑤ 意象的影响
         ┌──────────────────┐
         │                  │              ☁ 脑海中
         │                  │                最近的例子
         └──────────────────┘
 · 这个意象让你想到了什么? 想做什么?
 · 它对你来说意味着什么?
 · 你相信它会成真吗?
```

图 5-2　意象干预的六个模块

这六个模块既可以浓缩为一次单元咨询，也可以分别循序渐进地咨询六次，还可以根据来访者实际情况，进行更多次的咨询与治疗，详述如下。

- **意象调节**整合了意象重构技术，在建立关系、收集信息、系统评估的基础上，对来访者主要困扰背后的负性意象的来源与引发因素，进行有针对性的调节，通过调节意象来源、引发因素和负性意象，来调节负性思维、情绪和行为模式。

- **意象体验**是指在咨询师和来访者建立的温暖、抱持、共情理解和合作关系的这样一个空间里，咨询师带着好奇心引导来访者对主要困扰背后的主要负性意象进行描述和情感体验，表达这个主要负性意象带来的情绪。
- **意象分析**整合了精神分析中弗洛伊德的自由联想和荣格分析心理学的直接联想，对主要负性意象的现实关联和象征意义进行分析，促进来访者领悟主要负性意象带来的意义，分析来访者为什么会有这种感受，以及这个意象带来了什么样的影响。
- **意象想象**整合了荣格分析心理学中的积极想象和意象暴露技术，对来访者的主要负性意象进行深度探索，探索这个主要负性意象产生的深层次原因，并进行转化和整合。
- **意象智者**整合了辩证行为治疗的"智慧心"技术和中国文化中的智者形象，如儒家文化提到的"君子"，道家思想提到的"圣人"，佛家文化提到的智慧与慈悲意象等，站在另外一个积极的视角，去看到个体的整个心理意象模式，去整合来访者内在的智慧与积极资源，在二元对立的视角中去"中庸"、转化、整合和超越，提炼出更适合自己的人生价值和生命意义。
- **意象生活**是指在认知行为治疗家庭作业和行为计划的基础上，减少导致负性意象维持的因素，通过意象的方式将来访者的内心世界和外在的现实世界进行融汇，将个体领悟到的人生价值和生命意义落实到外在的行动中去，使其更好地适应外在的生活，在现实中活得喜悦、和平、自在。

模块一：意象调节

在模块一中，最重要的就是要建立关系，收集信息，做一个系统的意象评估。

具体步骤

（1）收集个人资料（姓名、性别、年龄、婚姻状态、工作、联系方式、紧急联系人方式）

（2）了解主诉（困扰来访者的问题所在）

（3）主观情绪困扰评分（0分代表一点儿情绪困扰都没有，10分代表情绪困扰特别严重，超出其承受能力）

（4）询问目前情况

（5）询问个人成长史（成长经历、受过的伤害等）

（6）询问家庭情况（家庭基本情况、父母关系）

（7）心理评估（包括是否有物质滥用，既往心理咨询与治疗情况，既往精神卫生机构就诊及服药情况，既往自杀自伤、他杀他伤的意念、计划和行动）

（8）精神状态评估（定向力评估、感知觉障碍评估、情绪行为障碍评估）

（9）引出来访者的主要问题及主要情绪困扰背后的主要负性意象

（10）识别主要负性意象的促发因素（例如当焦虑的时候，心里会有什么样的画面出现）

（11）探讨主要负性意象与来访者想法、情绪、生理反应和行为之间的关系

（12）用行动调节负性意象

（13）确定本周行动计划：如何用行动来继续帮助意象中的个体

工作要点

（1）首次评估要对来访者本周情绪困扰的程度进行评估，0分代表没有情绪困扰，10分代表情绪困扰非常严重，询问他本周的情绪困扰分数是多少。

（2）首次评估要收集关于自杀自伤和他伤的想法、睡眠状况等。可以这样问："本周你有过伤害自己或他人的想法、计划和行动吗？本周你的睡眠怎么样？"

（3）探索负性情绪、负性想法和负性意象的关系（概念化）。负性意象里包含了很多负性想法，如在意象中感受到别人的指责时，来访者会认为自己很失败，觉得自己让很多人失望，从而引发了负性情绪。

（4）积极意象带来了积极想法，如在意象中，妈妈在自己考好后买自己喜欢的东西，来访者会有这样的积极想法：她值得受到这样的夸奖。这些想法带来了积极的情绪，如高兴和自豪。

案例演示

出于伦理原因，以下个案由咨询师改编和扮演。（Z：咨询师，L：来访者）

Z：怎么称呼你呢？

L：我叫 L。

Z：你今年多大了？

L：我今年 22。

Z：你是从事什么工作的？

L：我目前还是一个大学生。

Z：你今天来做咨询，是有什么希望跟我讲的吗？

L：我也不知道怎么说，有很多事情我觉得我总是感到犹豫不决。举例来说，在学校的时候，大家通常都希望自己表现出色。就像上课的时候，当老师提出问题时，很多同学都会积极地回答，但我每次想出了一个我认为不错的答案后，我总是觉得它还有什么问题，因此我怎么也不敢举手回答或主动参与。然而，当最后老师叫其他同学回答时，我心里又感到后悔不已。

Z：你的心里是很矛盾的，一面是希望自己能表现得比较好，但是另一面又害怕自己出错，不敢回答问题。

L：对，我感觉很害怕。我也不确定是害怕还是出于其他的原因，有可能是害怕我的回答不符合老师的期望。

Z：如果要用 0～10 的分数来描述这周的害怕，你觉得会是几分？10 分代表特别害怕，0 分代表一点儿都不害怕。

L：我觉得在 7 分左右。

Z：好的，这种害怕的感觉是从什么时候开始的？

L：我自己认为是上高中的时候，在那之前我感觉自己还是很愿意回答问题的。直到上了高中之后，开始有点儿害怕，认为自己回答不到点上，逐渐就不回答问题了，但是内心又想要回答问题。

Z：你在高中是否经历了什么事情，才会让你有这样的一个转变？

L：我说不清楚，但是我上高中的时候成绩不出色，这导致我感觉自己提不起劲儿了。我感觉大家都很厉害，这让我感受到一种竞争感，因此觉得自己不太能像其他同学那样回答问题。

Z：所以你会担心他们嘲笑你。

L：可能有一点儿嘲笑的原因吧，认为他们会觉得本身这个问题也不难，我还回答不上来，应该就是这种感觉吧。

Z：前面我们了解到了你目前主要的困扰，也评估了你有7分的担心和害怕，以及目前的情况。为了更好地了解你，你可以分享一下自己的成长经历吗？

L：我觉得我家里的规矩会比较多，而且管得非常严格。我爸爸可能还好，因为他比较忙，只关心我的基本生活，比如问我吃了吗，吃得好不好之类的问题。但我妈妈就对我非常严格，她会私下跟班主任交谈，了解我最近在班里的情况。这让我感到有点儿被监视的感觉，因此我可能不太愿意与老师交流，因为我担心他会告诉我妈妈。

Z：你在你的成长经历当中有受到过伤害吗？

L：伤害我觉得可能没有，但我确实感到不舒服。我妈妈虽然很严格，但她并不是那种会体罚我的人。但如果我考得不好，她会用一些言辞来讲自己的辛苦，会说我没用或者是白眼狼，这会让我感到难受和内疚。

Z：你刚才讲到了你妈妈对你的严厉这一块，你家里面除了爸爸妈妈，还有谁？

L：现在爷爷奶奶和我一起住。我从小跟着爸爸妈妈去了另外一个城市，和爷爷奶奶不在一个城市，因此跟我姨还有奶奶联系相对较少。再加上老年人不太懂电子产品，也不会给我打电话，所以我们基本上没什么联系。

Z：你的爸爸妈妈关系怎么样？

L：我感觉我爸爸特别听我妈妈的话。

Z：所以妈妈是家里的老大。

L：对，尤其是到我高中的时候，我妈妈会经常有冷暴力的情况。

Z：所以这个让你觉得不舒服，但是又没办法。

L：对。因为确实从小到大她为我报补习班之类的，为我付出很多。

Z：前面了解到了你的家庭以及你的个人情况。除此之外，我还想了解一下，你以前有过物质滥用的情况吗？

L：没有，家里人管得比较严，也不太能接触到这种东西。

Z：那你以前的身体怎么样？有什么病吗？

L：大病倒没有，但小的时候身体不是特别好。会陆陆续续生小病，比较频繁。

Z：好的。我想问问你以前有做过咨询吗？比如去咨询机构或者学校的咨询中心？

L：和学校的老师聊过天，聊过一两次后，我发现他有时候会跟我的班主任讲，因为班主任也会来找我聊，然后我就不再去了。

Z：当时是因为什么？

L：当时是一次高中月考完，成绩下降得比较厉害，然后我总是有一种赶不上劲儿的感觉。我特别着急，我就去找学校设立的咨询室，想着去找老师聊一聊。

Z：好，我大概明白了。你去过精神卫生机构或者治疗过吗？

L：没有。

Z：你以前有过伤害自己或者是自杀的想法、计划或行动吗？

L：我没有主动地去想过这些，但是我发现我会有一些思维上的想法。比如，我下楼梯的时候会有一点儿害怕，我必须要扶着楼梯右边的把手，我会想万一我从上面摔下去了怎么办。

Z：你会有这样的想法，但是没有主动地去做。那么，刚才我们了解到你的一些心理方面的情况，接下来可能还有一些问题要问一下你。你自己一个人的时候，有没有听到声音，是什么样的？

L：也没有。

Z：我想了解一下，根据你的既往经历，是否曾经有过那种情绪持续一周，感觉特别愉悦，脑子转得特别快，或者情绪持续两周，感觉特别低落，反应迟钝的情况？

L：在高中那时候有出现过，主要是因为成绩，加上我妈妈经常那样对我讲话。持续时间没有一周，有好几天。那几天，我感觉总是沉浸在自己的思维里头，有时候别人跟我讲话，我得反应一下。

Z：沉浸在自己的什么样的思维里？

L：比如，我会去想对方跟我讲的话，会去想我是否做得特别过分，反正是在想我们俩之间的事情，但我没有其他方面的情绪低落，不会兴趣下降或者对什么都没有兴趣。不过，那段时间我不爱出门，也比较容易发呆。

Z：你刚才讲到，主要困扰你的有7分的担心。我们一起看一看这7分的担心，如果用一个意象去描述它的话，你想象一下，会是什么样的一个意象？

L：我感觉就像我一个人，旁边都是虚影的那种感觉。外面很嘈杂，有很多声音，但是我不想听，可能也是我不愿意听。我一个人站在那儿，旁边都是虚的。

Z：你提到的这些声音是针对你的吗？

L：可能是说给我听的，或者说我认为是说给我听的。我不知道，因为我听不清楚。

Z：所以这些声音让你觉得担心、害怕和困扰，你就会把它们虚化，是吧？那么，这个意象一般会在什么时候出来？

L：可能是上课老师叫我回答问题的时候。

Z：那个时候你是很焦虑和紧张的。

L：对，当我特别紧张的时候，这些声音会更容易出来。比如，平常和朋友出去玩的时候，因为我是比较内向的人，不怎么说话，但他们为了照顾我，会让我说两句。这个时候，我的脑子就会突然一下空白了，不知道讲什么好，感到非常紧张。

Z：所以当你紧张的时候，画面就出来了。那个时候你会认为自己是什么样呢？

L：紧张的时候，我的双手就会不由自主地紧握。

Z：所以你这样子，会有一种想法，认为自己不如他们，觉得他们都在指责自己，导致自己担心和焦虑。那么，在行为方面，你会做什么？

L：我会忍不住抠手或者是回避。

Z：回避背后的意象是一个虚化的小人，对吧？

L：对。

Z：既然如此，你觉得你可以怎么样去帮助自己，帮助意象里的自己？

L：我觉得把它们隔开挺好的。

Z：是的，隔开就是一种保护的方式。如果你一直这样隔开，带来的好处就是减少它们对你的冲击，但是这样也会导致你听不到它们在说什么。所以这种情况下，你觉得你可以怎么去帮助意象里的自己呢？

L：我可能会给自己一些暗示，比如告诉我自己，其他人没有那样讲。

Z：给自己一些暗示，其实这也是大多数人缓解的方式。

L：我觉得还需要把保护去掉，让她去听一听别人说的话，可能说的是好话。

Z：那你可以怎么帮助她把保护去掉？

L：让她多去和人聊一聊，不能把自己局限在那里。我得主动去问问别人，不能仅靠我去想象别人可能会怎么说我。

Z：所以接下来这一周，你觉得自己可以做什么？你刚才提到了可以尝试着去听一听别人的话，接下来的这周你愿意来试一试吗？

L：我可以试一试，我觉得可以先从和朋友们出去玩开始。比如，之前我们一起去唱歌的时候我一直在旁边玩手机，我觉得我可以试着去向他们展示一下自己。

Z：好的，你打算这周什么时候去做？

L：周末我打算尝试主动约朋友出去玩。

Z：你认为会有什么困难吗？

L：我觉得如果主动去约别人，会让我感到不好意思。

Z：当你面对这样的挑战，你会怎么办？

L：我可能会闭着眼睛给对方发信息，可以这样试一下。

Z：好的。今天你来中心是因为自己有个7分的情绪困扰，关于自己的担心和纠结，觉得自己不如别人好，还有一个意象就是自己一个人在空间里，虚化的一个状态。然后，我们也提到了一些在行为层面上去帮助自己的方法，如可以在朋友面前主动展示一下自己。

L：对，去听一听他们对我真实的看法。

Z：好，今天我们就这样可以吗？

L：可以。

Z：我们下一次同样的时间再见了。

来访者的感受：

最初，我前来咨询的问题非常片面，但是咨询师会引导我进行深入探讨，以了解这个问题的根本原因。这可能涉及我的家庭背景、成长经历，情绪问题或社会因素，它们都会对我当前的情况产生影响。通过这种方式，咨询师帮助我找到问题的本源，然后从本源来解决问题。

无论是哪个流派，哪种技术的第一次访谈，或者咨询的第一个阶段，都是以搜集资料、评估和个案概念化为主要内容的，我们这本书里所述的基于意象的认知行为治疗当然也不例外。来访者走进我们的咨询室，一定是带着在生活或工作中已经挣扎了很久的烦闷或痛苦，并且已经经历过艰辛且徒劳的努力。无论是源于什么样的机缘来到咨询室，来访者都期盼咨询室或咨询师是绝望中的一点光芒，即使恍如夜空中遥远的一颗星星，抑或如卖火柴的小女孩在寒夜里划亮的火柴头，来访者都是在用自尊、勇气和坚强不屈，让这一点点光芒照亮暗夜，点亮心岸的篝火，给自己带来光明、温暖和希望。所以，这一模块里的工作着力于评估，但并不仅限于评估，还要用意象去调节来访者的负性情绪，并将积极意象转化为行动方案，落实到行动中去。可以这样说，所有咨询流派或技术里共有的评估要素，在基于意象的认知行为治疗中都有，所不同的是在基于意象的认知行为治疗中，关于认知模型的探索，是在意象的表达中完成的，通过意象，更形象、更具体地去实践新认知，落实新行为，即：落实到行动上的改变才是真正有意义的改变。

阿伦·贝克在关于认知之自动思维的定义中阐述了，"言语"和"视觉"是自动思维的表现形式，而意象恰恰是脑海里的视觉呈现，是一种更形象化的自动涌现，一种更形象化的对事件、自我乃至周围世界的解读。这样的一种自动涌现的视觉化表达，会冲破很多言语表达上的理性防御。对于来访者而言，可以说更真实；对于咨询师而言，可以说更客观。这种低防御性的表达，是更利于去开展咨询工作的。

比如，"担心"是一种情绪，同时也是比较抽象的一个词语。咨询师在这里没有直接去问来访者"担心的时候脑海里在想什么"，从而从言语层面去探索自动思维，而是邀请来访者尝试用意象表达——"如果用一个意象去描述它的话，你想象一下会是什么样的一个意象？"来访者很快呈现出来的意象是"就像我一个人""旁边都是虚影""外面很嘈杂""有很多声音""我不想听""可能也是我不愿意听"。也正因为"不想听"和"不愿意听"，所以，来访者在意象表达里说"我一个人站在那儿"，且每每紧张的时候，都"会忍不住抠手或者是回避"。而"抠手""回避"这些行为的背后，都是那些"旁边的虚影"。显然，"旁边的虚影"是来访者解读出来的压力源，而且来访者能隐约"听"到来自"旁边虚影"的声音。这里之所以给"听"字打一个引号,是因为这个"听"其实是来访者自己解读出来的,是来访者内心的声音,是自己对自己说的话。至此,认知三角便呈现了出来(见图 5-3)。

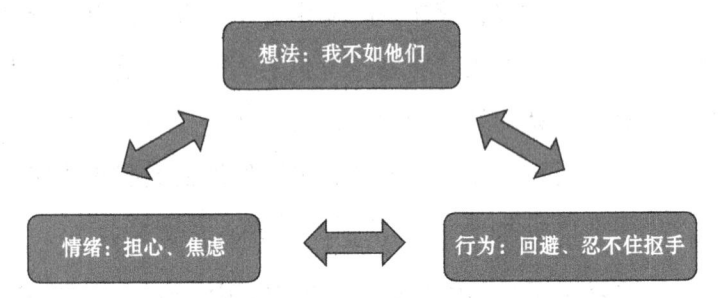

```
        想法：我不如他们
          ↙        ↘
情绪：担心、焦虑  ⟷  行为：回避、忍不住抠手
```

图 5-3　来访者的想法、情绪和行为之间的关系图

认知三角的心理教育是在认知行为治疗里,特别是认知行为治疗的初始阶段里一个特别重要的技术,来访者可以从中看到自己的想法和行为对情绪的影响,也可以看到之所以总在困境中周旋,却无法摆脱的原因。我们常说"看见即是疗愈",其实,看见亦是改变。问题从一种不清不楚的状态变得明晰,便是从一团乱麻中开始慢慢理出了头绪。

另外,基于意象的认知行为治疗之所以有魅力,还在于通过意象的"外化",来帮助来访者从自己的视角中站出来,看得更多和更远。所以,咨询师也巧妙地在"虚"和"实"之间搭建桥梁,邀请现实中的来访者去帮助意象中的来访者,问:"你可以怎么去帮助意象中的自己呢?"或许,来访者还是会用她习惯的模式,毋庸置疑,这是正常的!毕竟来访者已经用了很多年,也一定曾经因此而获益,否则它绝对不可能延续到今天。所以,这里的认可其益处和足够的共情是非常必要的!只有这样,才能让来访者更客观地看待以往的认知和行为方式的短期效果和长远利弊,以来访者为中心做出选择,促进改变。

所谓"水到渠成",是因为"水利万物而不争",在这个过程中,咨询师的状态需要如水,以"不争"而"顺其流",以"利万物"而为"上善",兼容并包,给来访者营造成长空间。唯有在此空间中,来访者的领悟才能深刻,来访者的改变才能发生。正如此案例的来访者一般,在第一次咨询中便有在现实生活中落实行动的动机。当然,这离不开基于意象的认知行为治疗中,意象更形象化的呈现和表达。

模块二:意象体验

模块二的意象体验部分包含东西方文化的结合,例如内观、道家思想,如庄周梦蝶的内外化相结合,用精神感受体验,也有《易经》的"阴阳相合"。通过将这些元素融合在一起,人们学会了怀着慈悲之心去接纳事物,并秉持顺其自然的思想,遵循其自然的规律,再次体现了道家思想中的"无为而治"的理念。

具体步骤

(1)本周心理评估

(2)主观情绪困扰评分

(3)讨论上周行动计划完成情况

(4)讨论本次咨询主题

(5)聚焦主要负性意象,清晰具体地描述意象

(6)对该意象进行体验,体验意象带来的情绪与身体感受

（7）意象呈现（以画画的方式表达出来）

（8）看着画再体验、再表达，咨询师予以充分的共情理解

（9）将心理意象外化，用当下的来访者去帮助意象里的那个人

（10）启发由该负性意象带来的领悟

（11）在体验积极情绪的基础上，用蝴蝶拍练习进行身体强化（每组两次，重复10～12次）

（12）强化后再体验积极情绪

（13）制订行动计划，将积极情绪体验和领悟落实到本周具体的行动中去，通过行动进一步强化积极情绪、意象、想法和行为

案例演示

出于伦理原因，以下个案由咨询师改编和扮演。（Z：咨询师，L：来访者）

Z：这周感觉怎么样？

L：我感觉自己的心情有点儿不同。以前，我总是倾向于躲得远一点儿，觉得保持距离感会更好。然而，因为上一周和你约定好，我周末主动地邀请朋友，尽管当时感到非常纠结，但我心里想着我还是得主动一下。在我消息发出去没有收到回复时，也感觉非常舒畅。同时，我也会比较担心，一直不敢看他们给我的回信。最后，他们也同意了周末跟我一起出去转转，就感觉上心情上好了很多。

Z：10分代表特别困扰，0分代表一点儿困扰都没有，你觉得自

己的困扰是几分？

L：情绪困扰的话，我觉得可能在5分。

Z：刚才我们了解到了你这周的情况，你从这一周中得到了什么启发？

L：我不能总是想得特别悲观，不能总是臆断别人的想法，也要听一听好的想法，不能总想着别人对我的评价是负面的，也不能总是去逃避朋友或者其他人。

Z：好。这一周还有遇到了很在意别人的看法，让你觉得焦虑和担心的时候吗？

L：虽然我这周末邀请了别人，但其实在这一周里我可能还是有一点儿胆怯。比如在别人反过来邀请我的时候，我反而会有一点儿犹豫，担心穿着不好看。

Z：然后会怎么样？

L：可能他们以后就不太愿意找我。

Z：假如他们真的不愿意找你，那个时候你会怎么样？

L：我可能又会回到一开始的状态。

Z：我了解了。那么，你上次讲述的意象中的自己是什么样子的？

L：看起来是没有完全长大的孩子，当听到一些非常嘈杂的声音时，就会把眼睛闭起来。像是虚掩着自己的耳朵的感觉，想听，但是又害怕听到的感觉。

Z：那个时候她是什么感觉？

L：可能稍微有一点儿渴望能听到一些好的评价，但又害怕听到的全部都是不好的评价。

Z：所以她会害怕和纠结，那她的身体方面会有什么样的感受？

L：会觉得非常冷，感觉自己是一个人，非常孤单。

Z：当你说到你是一个人的时候，你的情绪是什么样的？

L：感觉很孤单，虽然有时候一个人会觉得非常稳定，但还是很羡慕别人能够非常自信地与他人交往。

Z：刚才你讲到现在感觉自己像是一个没有完全长大的孩子，即孤单又害怕面对嘈杂。你看这儿有个白板，你可以尝试来画一画意象。

Z：你可以给我描述一下你画的是什么吗？

L：我画了我自己，我是比较害怕的，我也不清楚到底发生了什么，因为我不太敢看或者听，所以也不清楚旁边有什么样的声音或者场景。然后，我就把自己的眼睛蒙了起来，因为我不确定外面的那些人是不是在评价我（见图5-4）。

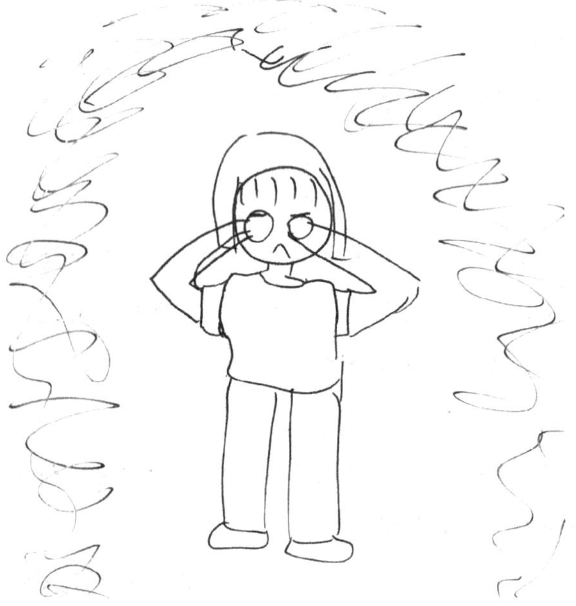

图5-4　来访者画的孤独意象

Z：你现在看着这幅画，然后你去体验它的时候，你会感觉到什么？

L：感觉到她可能非常需要有个人来鼓励她，得有人能让她意识到自己是被鼓励的，她需要有个人帮她。

Z：你觉得谁可以去鼓励她，去拉她一把？

L：我觉得肯定是最亲近的人，首先必须得让她听到那些鼓励的话，才能让她愿意去听其他人的话。

Z：对她来讲，最亲近的人是谁？

L：我觉得是我的妈妈，因为从小到大她对我最了解。

Z：你觉得你的妈妈可以理解你是吧？

L：我希望的是她来理解我。

Z：你想象一下，如果是你的妈妈，她会怎么做？

L：可能会多给她一点儿鼓励，让她知道她是很好的。

Z：如果妈妈能够感受到她有很多好的方面，她会怎么样？

L：可能会发现自己不是那么令人讨厌或者不是比较不好的人，她可以发现自己的优点。

Z：那她有什么样的优点？

L：我觉得我的优点就是，虽然我平常话不多，但是我想得很多，所以我很容易能够理解别人。

Z：当你能够理解别人的时候，你的情绪是什么样的？

L：我觉得我自己还是挺不错的。

Z：你觉得自己不错，如果你用另外一个词，你觉得你自己是什么样的？

L：就挺好的。

Z：前面你提到你有5分的担心情绪的困扰。当你现在想到这样一个意象，觉得你自己挺好的，这个时候你的情绪是什么？

L：稍微缓了一口气。之前一直觉得自己也没有什么特别的地方，现在发现自己好像也是有一些优点的，我也是像其他人一样的。感觉更加踏实了。

Z：你前面讲到当你去邀请他们的时候，你有一种什么感觉？

L：就是松了一口气，觉得原来我也有这样勇敢的时候。

Z：好的，那你现在就带着这个感觉。在你身体里，你觉得哪个地方有最明显的踏实感？

L：可能是呼吸吧，我感觉我的气顺了。

Z：好的，现在我们来做一个蝴蝶拍练习。双臂交叉在胸前，使双手的中指指尖位于锁骨或锁骨下方，把大拇指交叉形成蝴蝶的身体，而其他手指向外延伸形成蝴蝶的翅膀，你就像蝴蝶这样，我们先做一组去体会踏实和气顺的感觉，和我一起来。像蝴蝶一样拍自己身体是什么感觉？

L：因为手是交叉的，所以首先感觉到的是有一点儿温暖的感觉，其次在拍打的过程中感觉自己是稳定的。

Z：你还可以再试一次。（来访者再做一组蝴蝶拍）

L：有一种比刚才更放松的感觉，感觉很有安全感。

Z：你从这里面得到了什么启发？

L：我觉得如果我想要变得稳定的话，我就要努力地去发现我自己好的地方。不仅是通过别人，还要由内心感受到自己和其他人一样的优点。

Z：所以接下来这周你可以做什么来发现自己好的地方？

L：我可以每天写日记。比如，记录一下我可能每天干了什么，然后翻开的时候就可以从里面观察自己。也可以继续每天都做蝴蝶拍。

Z：你觉得你每天可以做几次？

L：3～5次。

Z：那你计划什么时候来做？

L：我觉得是早上、中午以及下午休息的时间，因为这些时间是最需要放松也是最空闲的时候，这样能让心静下来。

Z：好的，可以。你看你今天来的时候比上一次好一些，从7分降到了5分。然后，我们再看这个同样的意象，再去体验的时候，你会发现其实自己还是有一些优点的，同时你也渴望得到妈妈的理解，还可以理解别人。最后，我们做这样子的表达的时候，你会觉得气顺了一些，也踏实了一些。好，我们刚刚提到接下来的这周有两个方面的工作，它们分别是什么？

L：一个是写日记，一个是蝴蝶拍。

Z：很好。那我们下一周同一时间再见，可以吗？

L：可以的。

来访者的感受：

这次咨询过程虽然还是探讨上一次的意象，但侧重方向有所不同。上一次，咨询师会去问我曾经的情况，但这一次，关注点放在了我近期的行为以及其他方面。比如，上一次探讨的是在家庭中母亲导致我的心情有一些压抑，这次我开始认识到了这与我的自卑感有关，这引发了我对自己的特质进行反思。咨询师和我通过这个方面来寻找我的优点，来解决我的问题，让我的情绪也有所改变。

承上启下，承前启后，在认知行为治疗中是重要的。所以，家庭作业（我们称之为"自助计划"）的布置与回顾是咨询设置之一。基于意象的认知行为治疗同样不会跳脱出传统认知行为治疗的设置框架，第二次及以后的咨询都会把家庭作业的回顾放在咨询之始。在此需要强调的是：回顾不是检查，而是发现。发现变化，发现启发；也发现不变，发现阻碍。只有发现，才更有助于来访者觉察、领悟和改变。

有一句话是"世界上唯一不变的就是变化"，虽然这句话很巧妙地指出了变与不变的辩证关系，指出世界万物都处于变化之中，人当然也不例外，但是对于咨询中的来访者而言，改变的发生是艰难的。惯性使然，旧的认知和行为模式会反反复复在咨询内外呈现。所以，在关注积极变化的同时，发现旧有模式在现实生活中的呈现是必要的。正如本模块里，咨询师在心境检查中特意关注了来访者关于旧有模式的反复——"这一周还有遇到了很在意别人的看法，让你觉得焦虑和担心的时候吗？"而来访者的关于"我可能又会回到一开始的状态"是值得与之前的意象去建立联结的。"你上次讲述的意象中的自己是什么样子的？"便是咨询师帮助来访者建立这样一种联结，帮助来访者更深入地体验和觉察。奇妙的地方在于，这样的联结往往不是简单的重复，而是更加深入的。正如此个案中的来访者，在这样的意象联结中，曾经意象中没有具体描述的那个自己的形象更清晰具体了——"看起来是没有完全长大的孩子""当听到一些非常嘈杂的声音时，就会把眼睛闭起来""像是虚掩着自己的耳朵""想听，但是又害怕听到""可能稍微有一点儿渴望能听到一些好的评价，但又害怕听到的全部都是不好的评价""会觉得非常冷""感觉自己是一个人""非常孤单"。一个孤独的生命，周围的世界很喧嚣，或者很热闹，想融入又不敢融入，想被认可，又害怕不被认可。来访者与其周围的环境便通过这样的一种意象联结更情绪化地呈现了。特别是来访者描述她那个"看起来是没有完全长大的孩子"的意象，是需要更形象地呈现并被来访者自己看到的。所以，咨询师通过绘画的方式，邀请来访者将意象呈现出来。当然，在咨询中，我们不仅仅用绘画这种方式，还会用到诸如沙盘、玩偶或者任何可以以实物呈现意象的媒介。

以媒介去呈现意象是一方面，看着媒介呈现出来的意象去再体验是另一方面。重视再体验时的认知三角，更要重视此时的意象与现实的联结。比如在这个案例中，来访者通过媒介呈现意象并且再体验后，"非常需要有个人来鼓励她"，而且鼓励她的这个人需要"是最亲近的人""是妈妈"，来访者需要妈妈看到她的优点。帮助来访者建立妈妈看到她优点的意象，妈妈眼里看到的优点，也恰恰是来访者自己认可自己的部分，是来访者的力量所在，这个体验很宝贵。以这样的方式让来访者感受自己有力量的部分，会给来访者带来一种不同于之前的新的体验。往往新的东西的适应是需要一个过程的，所以，需要把这种新的体验赶快通过反复重复而得到强化。在这里，蝴蝶拍是一个不错的尝试，当然，我们可以有更多的方式，也可以有更多创新。

咨询中的效果需要延续到咨询结束之后的现实生活，所以，通过家庭作业落实到行动中依然是重要的，这是每次咨询的必然环节，大家可以在接下来的模块里也同样看到。

模块三：意象分析

意象分析源自联想分析，在咨询中，咨询师要避免贴标签，而是通过引导式的方法，促使来访者去思考意象带来的现实意义和象征意义。一旦来访者领悟到后，鼓励他落实到现实的行动上，以实现真正的改善。

具体步骤

（1）本周心理评估

（2）主观情绪困扰评分

（3）讨论上周行动计划完成情况

（4）讨论本次咨询主题（咨访双方合作一起确定）

（5）探讨主要负性意象与现实的关系（和你的现实有什么联系呢）

（6）讨论意象带来的象征意义（你觉得……有什么象征意义吗）

（7）再体验新的领悟后的感受，通过画画的方式来表达

（8）确定本周行动计划

工作要点

（1）该步骤里要增加新的体验和领悟后的新画。

（2）用积极和平衡的视角审视事物，通过积极的画来引发积极的情绪体验和积极的认知领悟。随着积极领悟的涌现，重新审视第二次的消极画（意象），让自然而然的转变发生，起到"四两拨千斤"之功。

（3）当转变发生后，引导来访者画积极的画，继续强化并分享积极的部分。

（4）最后再落到本周的行动计划上。

案例演示

出于伦理原因，以下个案由咨询师改编和扮演。（Z：咨询师，L：来访者）

Z：你好，今天是我们第三次咨询了。第三次还需要像前两次一样，了解一下你的情绪状态和你这一周的状况，然后我们再来针对你的状况做一些讨论，你看可以吗？

L：可以。

Z：好，你这周过得怎么样？

L：我觉得有好转，但是也有一些纠结的地方。上一周我们不是约定好做两个任务吗？第一个是蝴蝶拍，我在做的时候有感觉到稳定踏实的感觉，另外一个是写日记记录一下自己觉得好的地方。我感觉这两个任务让我的状态比较稳定。我第一次来的时候有约定过要主动接触朋友，但是我有点儿太想去接触他们。比如，我在学校里找一个朋友，我会忍不住一天都跟他聊天，变得非常缠着人家。当我突然反应过来的时候，我会觉得这样有点儿不太好。

Z：所以你希望把这个部分拿来做讨论是吧？

L：对。我想平衡一点儿，我不知道怎么样让我能够正常和平衡地跟人交往。

Z：我们在讨论这一部分之前，我想先了解一下你刚才讲到的好一些的时候，你会怎么看自己？

L：那个时候会觉得自己挺好的。反正没有像之前一样觉得自己有很多不好的地方，比如之前会觉得别人可能会指责我。现在我就觉得我也能和大家正常相处，但是我又开始迫切地想和大家建立一些好的关系。

Z：当你觉得自己挺好的时候，你的心情是怎么样的？

L：心情肯定是非常放松的，不像以前总是很紧张。以前的时候听到别人谈论什么就会担心他们是不是在讲我，然后会比较紧张。现在听到别人讲话，我偶尔也会在意。

Z：你刚才用的词叫偶尔，好像和第一次不一样。

L：是有一些变化的。

Z：所以你从这个过程里面看到了什么？

L：有一些想法在改变，变得好一点儿。

Z：当你通过行动去做的时候，你就发现有一些改变，有一些美好的事情发生让你觉得放松一些了。

L：行动过后从心理上能感受到变好，如果我没有行动的话，我可能一直都是那个样子。

Z：所以对你来讲行动是很重要的。你刚才讲的第二个回去做的事情就是写日记，你做了吗？具体是怎么做的，可以讲一讲吗？

L：反正就是记录一下我每天生活和实习的一些日常，从里面发现我好的地方。我发现我做事情的时候是比较有规划的，也会比较认真和专注。还有就是当我们的实习老师给我布置任务的时候，我会比较快地完成，并不会去拖沓。暂时就这些。

Z：所以你再来看这几个方面，你觉得自己最近放松了一些，发现原来自己做事情是有规划、很认真专注的，并且可以快速完成，你是怎么看待这样的自己的？

L：我会觉得自己暂时有很多闪光点，还是值得被表扬的。

Z：你提到了值得被表扬，你认为你被表扬的是什么？

L：我会觉得看到了自己的闪光点，会觉得自己有被鼓励到。

Z：你会怎么认为自己？

L：我会觉得自己好像还是蛮不错的，有一些优点。

Z：蛮不错的，就是之前讲的"挺好的"是吧？你在多大程度上相信这个想法？

L：70%左右吧。

Z：第一次咨询的时候，你很在意别人对你的看法，那个时候你在多大程度上相信和觉得自己是挺好的呢？

L：可能只有10%。当时我会觉得我在学习上是很努力的，但我别的方面都不是很好。

Z：你在前面讲到认为自己不如别人，是什么原因让你从10%增加到了70%呢？

L：是通过对我自己的观察和反省，当我仔细地观察了自己之后，就能发现自己有一些值得表扬的地方。

Z：而且这个是你自己独特的优点，并不是每一个同学都像你这样做事，是这样吗？

L：对。

Z：了解到你现在的情况，如果我们用0~10分评估情绪困扰程度，你觉得在上一周的话有几分？

L：我觉得偏向3分。在大部分时候，我感觉我可以跟他们聊天，但是在聊了很久之后，突然意识到我一直在打扰别人。

Z：从第一次的7分到现在，你感觉到了什么？

L：我感觉到我的情绪是逐渐在好转的，这个困扰分数是在逐渐下降的。

Z：那又是什么让你的分数在逐渐下降？

L：将自己从一个封闭的状态变成一个开放的状态，以及接触别人和观察自己。

Z：接触别人和观察自己的时候，慢慢地你就发现有些变化。前面我们对你的情绪做了评估，也看到你有按照行动计划做，总体来看，你有70%的程度觉得自己是挺好的，然后你发现你从第一次的7分情绪困扰降到了3分，最后你发现你可以主动地去跟别人说话。所以其实是从三个层面上，不管是从你的想法层面上，你的情绪层面上，还是你的行动层面上，都在开始发生一些变化。我们来讨论一下，在变化过程当中你也讲到了有一点儿困扰——你认为你在跟别人接触的时候表现得过于积极，以至于不停跟别人讲话。所以我们把这个作为今天讨论的主题，你觉得可以吗？

L：可以。

Z：你可以具体讲一讲是这周什么时候发生的事件。

L：其实也不能说是某个具体的时候。我工作的时候，我的室友都会在我的旁边，我会主动地跟他搭话，他也会回我。可能他会觉得我有点儿奇怪，我一直跟他说话，但是一旦我开始跟人讲话之后，我就会有点儿停不下来。后面反应过来的时候，我就会发现我怎么一直在跟人讲话，人家也有自己的事情要做，我总是在打扰别人。

Z：所以"我总是在打扰别人"这个想法会冒出来，当这个想法冒出来的时候，你是什么感受？

L：我觉得有一点儿不太好，会有点儿自责，感觉给别人带来了困扰。

Z：所以你就不想说了是吗？有点儿回避心理？

L：对。回避之后就开始想自己是不是做了不太好的行为。

Z：你回避的时候可以减少你的焦虑感，但你认为它带来的负面影响是什么？

L：可能我下一次找他讲话的时候，我就会比较谨慎，我会想一想再决定。

Z：因为不太轻松，你就会更想去回避。回避会把短期带来的负强化的反应，也就是焦虑感减少一些，但长期来看你就会不想跟别人打交道，又会回到以前的模式了。在"我总是在打扰别人"的这部分念头背后，如果用一个画面或者意象描述出来的话，会是什么样的？

L：我觉得可能是我在讲话，别人正在做别的事情导致没空听，但是我一直在讲。

Z：那样的意象带给你什么样的感受？

L：让我觉得我没有被关注到，然后会有一点儿孤独感。

Z：所以你现在想一想不太好和孤独的自己是什么样的一个画面？

L：我感觉那个画面会是我想告诉身边的人一些什么，但是他们一直背对着我。

Z：你可以想象一下你穿的是什么样的衣服，是什么样的状态？

L：状态的话，可能我有一点儿着急，说不出话来了。就是一口气憋在这儿，让我没法再讲出来。

Z：一种堵的感觉。

L：对。

Z：所以意象里面一个是堵的感觉，一个是孤独的感觉。

L：也有一些自责的感觉。

Z：你觉得这个意象和你的现实有什么关系？

L：有可能我现实中也是这样，因为我的室友肯定也有别的工作，他也是边做他的工作边回应我的，我会觉得他有一点儿敷衍我。然后我可能会说一半，就不知道怎么讲下去，因为我觉得他没有认真听。我就想着，算了先不讲了，因为他好像在忙。

Z：又回到了你前面的第一个意象，是一个女孩在那里，周围有一些感觉就出来了，所以你如何看待这样的意象？

L：我觉得也没有第一个意象那么严重，因为至少我是能够开始接受外面那些话的。我能听，但是我在主动去接触的这方面不知道怎么把握。

Z：所以事实上这个意象带给你一个解决方案，也是一个启发，但是你不知道怎么把握，其实是不是说怎么去平衡这一部分？

L：对，我怎么能够有意识地，在讲的时候能有个度。

Z：所以你觉得这个度在哪里？你在意象里面堵在这儿了，其实你特别想表达的是害怕别人拒绝，所以才会特别地想去表达是吧？

L：我觉得如果我只是单方面去听别人讲话，可能别人会很愉快，但我就会觉得没有意思，所以我也得去跟他互动才行。但是我又把握不好那个度，我刚刚开始去跟别人互动的时候会太过热烈。

Z：实际上这个热烈的背后是你害怕和担心自己做得不好或者讲得不好，所以你才会这么强烈地想去多讲一些，这好像是你去保护自己的一种方式。

L：对。

Z：你前面讲到你有70%是觉得自己挺好的，当你这样想的时候，你还会那么害怕吗？

L：不会。我可能会稍微大胆一点儿去跟他去说，也能用比较平和或者放松的姿态去讲。反正不会那么着急了，我觉得我有时候讲着讲着就会着急。

Z：所以你讲到的一点是平和放松是吧？

L：对。

Z：而且平和放松是不是说当你觉得自己挺好的，你会感觉到自信？

L：对。

Z：我还看到你笑了，周围有5朵花，那是什么样的花（见图5-5）？

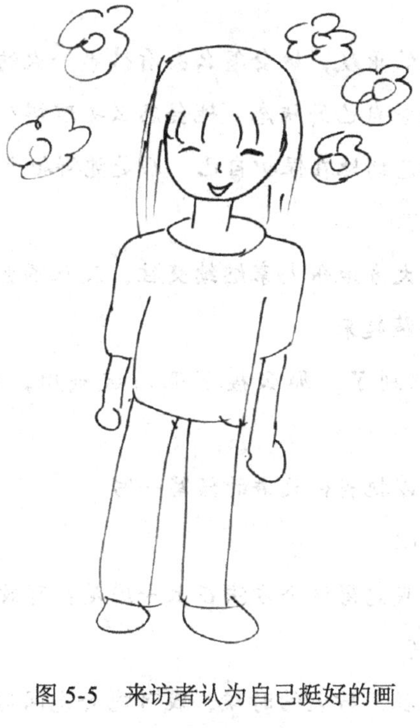

图 5-5　来访者认为自己挺好的画

L：普通的花，我是想表达好一点儿的、阳光的那种氛围。

Z：看起来她的整个身体状态也是蛮自信的，所以当这样一个女孩出来的时候，你是什么样的感受？

L：觉得她像一个有一点儿自信的普通女生，和其他人一样有自己的好朋友，比较大方，不那么拘谨。

Z：你前面讲到觉得自己总是打扰别人，认为自己做了不好的事情。如果站在她的角度的话，她会怎么认为？

L：她可能觉得我只是那时候比较高兴，或者是我非常期待他的回复。

Z：所以她可以去接纳自己的那一部分，那么她的解读方式就不一样了。

L：对。

Z：如果站在她的角度，她会怎么去看待第一次的画，就是描绘她在中间保护自己的状态，她会怎么去理解？

L：可能她不会想到她在保护自己，而是觉得把大家隔开了。

Z：她会怎么做？

L：她会主动且大方地跟大家继续交往，反正不会把大家隔开或者把自己屏蔽起来。

Z：你既然意识到了，那么接下来的这一周，你可以做些什么呢？

L：我觉得我可以把我白天讲的话写一写。

Z：就是观察对吧？

L：还是观察，我觉得这个方法在上一周是蛮有效果的。

Z：还有什么吗？

L：在和别人交往、聊天的时候，我可能会先问对方是否现在有空。然后找一个我们都有空的时候，再跟对方讲一些我想说的话。这样我会比较放心，并且不会觉得我在打扰对方。

Z：所以你会站在对方的角度，而不完全站在你的角度。你打算下周什么时候去做这个事情？

L：可能是中午和他们一起吃饭的时候。

Z：你会跟谁来讲？

L：坐在我旁边的小姑娘。

Z：会有什么挑战吗？

L：可能还是会担心我停不下来，那么我自己需要注意一点儿，在讲之前收着点儿，然后把我的情绪调整好，不要带着迫切或者急切的那种情绪去跟人家讲。

Z：对，要找一个两边的平衡。从我们今天的对话能看到，你有很大的进步。你现在有70%觉得自己挺好的，情绪困扰也从7分降到3分。你也在努力地去和他人沟通，但是在这个过程中会发现自己经常不断讲话，然后你又会觉自己总是在打扰别人，觉得做得不好。经过我们的讨论与分析，你发现我们可以通过一种更平和、放松、自信和平衡的方式，并且带着爱自己的状态去跟别人打交道。当意识到这个部分时，你就画出了一个意象，也就是更加平和、自信和放松的自己，你还画了花，特别美。最后，我们也讨论了两个需要去做的方面。那在我们结束之前，你还有什么问题吗？

Z：没有了，我回去会试着做一下刚才约定好的事情。

来访者的感受：

在过程中，我一开始是自信的状态。随后，在交谈的过程中，咨询师会把我自己找到的我的优点再次记录下来复述给我，等于说给我一个强化。咨询师的方法会让我把这一部分的信任度提高，让我更加相信我是拥有这些优秀特质的人。之后，咨询师也会根据我上一周的情况来为我解决后续的问题。我感受到这是一个循序渐进的过程。

在来访者看来，咨询师是发现和解决心理问题的专家，长着一双发现问题的眼睛，一眼就能看到问题所在。其实，在懂心理学和真正体验过心理咨询的人的眼里，咨询师长着一双发现美的眼睛，总能在萧条中发现生机。前后对比的成长变化，优点的不断强化等，不仅是来访者的资源，也是咨询过程的资源。第三模块的工作已经进入了咨询的中间阶段，除了继续强化来访者原有的自身资源来进一步鼓励来访者，继续提升其改变动机以外，通过前后对比发现变化，以及发现产生变化的原因，找到促使变化发生的关键要素也是这一模块咨询工作中的一个重点。当然，在这个工作重点中，我们除了应用传统认知行为治疗的技术之外，还会加入意象的工作。

因为是整体咨询的中间阶段，改变会发生，但一定不完全，所以困扰或困境依然会伴随来访者。来访者一定是会带着新的困扰来到咨询室的。"现在想一想不太好和孤独的自己是什么样的一个画面？"用意象直接切入来访者的感受是一个不错的方法，毕竟通过前面两个阶段的咨询，来访者已经熟悉了用意象去表达感受。在这里，咨询师把来访者在当下意象中的感受与第一次意象中的感受联结，试图通过共情来访者第一次意象中的"孤独感",来理解来访者在此次意象中,或此刻的感受。同时,也帮助来访者去理解自己的感受、变化和内心的需求。

我们常说:虚实相济,有无相生。如果用"虚实"和"有无"来形容意象和现实的话,"虚"代表的就是意象,"实"代表的就是现实;"无"代表意象,"有"代表现实。"虚"的意象一定要和"实"的现实去联结才有意义。"你觉得这个意象和你的现实有什么关系?"咨询师这样的问话就是在建立这样的一种联结。

前后之对比,虚实之联结,都是帮助来访者进行意象分析。至此,从"害怕别人说自己不好",到"70%是觉得自己挺好的",从"向外求"到"向内求",来访者的变化是积极的。为了关注和强化这种积极的感受,咨询师邀请来访者画出"认为自己挺好"的画。跃然于纸上的绘画本就是来访者脑海中意象的呈现。此时,画面内容是一方面的呈现,来访者的绘画状态和绘画过程也是一方面的呈现。所以,此时对于来访者的画面内容和非言语行为的观察都是重要的。对于这个部分,有来访者对于画面的描述,也有咨询师带着好奇的发现,发现那些积极的不同之处。"如果站在她(新画面上的来访者自己)的角度,她会怎么去看待第一次的画?"这是咨询师引导来访者用此时的观点态度去解读彼时的困境,也为未来埋下伏笔,即未来遇到同样的困境时,亦可如是解决。这便是"授之以渔",而非"授之以鱼"。

模块四:意象想象

具体步骤

(1)本周心理评估

（2）主观情绪困扰评分

（3）讨论上周行动计划完成情况

（4）讨论本次咨询主题

（5）正念五分钟（回到自己内心的过程；灵感来自辩证行为治疗）练习

（6）进入主要负性意象，去想象此时那个场景的意象，越具体越好（此时此地，专注于当下）

（7）体验意象里的情绪，不能为了想象而想象，体验的过程中，咨询师需要进行倾听、共情和理解，需要给来访者一个安全而自由的空间（并不是理性的想象，而是体验）

（8）当来访者的意象或情绪出现积极转化时，开始聚焦到积极意象或情绪

（9）当来访者对积极意象和积极情绪体验充分的时候，用蝴蝶拍将内在心理感受与身体感受进行衔接和融合

（10）在此基础上，进一步启发领悟，引导从意象领悟到思维的改变

（11）当思维改变后，又要落到具体的本周采取的行动上

工作要点

（1）每次的评估都要做，聚焦在情绪困扰，在评估后要收集信息，了解情绪困扰的原因

（2）评估的时候，也要评估之前主要情绪困扰的原因，如下面这个个案就是担心被指责

（3）进行主动想象时，要聚焦到主要情绪困扰背后的那个意象，此处切记焦点不可分散

（4）进入意象里，去想象此时那个场景的意象，越具体越好（可以慢一些，要提供给来访者足够的空间去做，否则会打断来访者的思绪）

（5）可以在咨询室里呈现积极意象，通过行动将内在心理意象和外在客观现实进行融合；如果来访者有些局促或抗拒，咨询师可以先做，或陪着来访者一起做

（6）如果来访者缺少一些情绪调节、社交技巧，可以教授并鼓励他回家练习。如本个案中来访者之前诉因为学业压力感到很累，咨询师可以教授体验积极意象和蝴蝶拍

案例演示

出于伦理原因，以下个案由咨询师改编和扮演。（Z：咨询师，L：来访者）

Z：今天是第四次咨询，我们仍然按照以前的结构，首先了解一下你的情绪，看看这周的困扰问题，然后我们进行讨论，这样可以吗？

L：可以的。

Z：你这周过得怎么样？

L：我认为自己稳定了很多，也没有再想很多了。要说有困扰的

话，可能是发现自己在公共场合吃饭的时候，当服务员忘记给我拿东西，会不好意思跟他说。

Z：所以这个情况是这周出现的吧？

L：对。发现自己不容易为自己争取权益，有一点儿胆怯。

Z：我了解到你希望我们讨论你有点儿胆怯的部分。以前讨论的是跟你认识的人，而这个是陌生人。如果10分代表特别困扰，0分代表一点儿困扰都没有的话，你觉得这一周你的情绪困扰是几分？

L：我觉得没有3分，因为这种情况并不常有，可能偶尔才会出现，它也并非会一直困扰我。只是当下我会觉得我说不出口，虽然说那是我能做到的事情，但我就是很难讲出口，所以我感到很纠结。

Z：你一边觉得这是自己应该得到的权益，另外一边又有点儿担心。我们上一次讨论回家要做的东西，你做得怎么样？

L：我认为这两个方法蛮好的，主要是觉得它们非常贴合我。

Z：你这样做了以后会怎么认为自己？

L：我觉得我能够掌控我自己。以前我感觉对自己有无法控制的感觉，会一直不停地说，打扰别人，或者开始突出自己内心的想法。但是现在我能理解我自己，也能理解我身边的人。

Z：这种掌控感你以前好像很少提到，但这对你来讲是蛮重要的。

L：对。

Z：当你想到能掌控自己的时候，和你前面讲到70%是觉得自己挺好的是一样的吗？

L：我觉得现在是80%。

Z：好的，我们现在来看一看刚才你想讨论的主题，关于你在餐厅里不好意思开口的问题。

L：对，比如我点了一份饭，然后他在我跟他讲了不要给我加葱后还是加了，他可能是忘记了，但是我又不好意思跟他讲这件事情。我会不好意思问他为什么加葱。

Z：你可以再具体地描述一下这是怎么样的不好意思。

L：我感觉这个事情也不是很重要，但是我又觉得那是我已经跟他强调过的，我觉得他有一点儿不太在乎客人的感受，感觉他有点儿忽视我，但我又觉得这个事情不是很严重，所以我会很难讲出来。

Z：当他忽视你的时候，你的感觉是什么？

L：就是一种不太舒服和不满的感觉。

Z：不太舒服和不满。当要你去表达你的不满时，你觉得不好意思，因为你会担心。你具体是担心什么呢？

L：我担心他觉得我因为这么一点儿小事就小题大做，他可能会指责我，让我觉得我怎么会这么斤斤计较。

Z：会让你觉得自己斤斤计较，就觉得这样做会不好是吧？

L：对。

Z：所以这里面有两个点，第一个是你害怕他认为你斤斤计较，另外一个是你会担心你被忽视了。对你来讲，哪个点的影响会更大一些？

L：觉得他人指责我会更大一些，因为这会让我觉得明明是影响了我的权益，我反而还受到了批评。

Z：所以当你想到他人指责你的时候的画面是什么？

L：可能我本身觉得这个事情我在理，但是当他说出来我怎么这么斤斤计较的时候，我就会觉得非常不好意思，然后就不知道说什么了，就会站在那儿一下子也不知道说什么了。就是懵了的状态，我也不知道用什么话能反驳他。

Z：尽管你的状态是懵的，但是跟你第一次来咨询的意象不太一样。你有没有发现怎么不一样？

L：那时候我既不接触别人，也不让别人接触我。但是现在我敢去接触别人。

Z：对。现在我们来做一个正念五分钟练习，你可以让自己像这样，不用靠在椅子上，慢慢闭上眼睛，我可以跟你一起做。然后让自己的背挺直，下颌微微内收，肩膀放松，去体验一下，去觉察一下你此时此刻身体与椅子接触的部位，与地板接触的部位。你在此时此刻是什么样的一种感觉？你听到了什么，闻到了什么？我们不用去评价，我们现在把注意力聚焦在呼吸上，你去观察你的腹部随着呼吸的起伏变化，不用去控制呼吸，只需要去静静地观察就可以了。一起延伸我们的觉知，对呼吸的觉知，延伸到对整个身体的觉知，去觉知我们的身体是一个整体。

现在再去想象刚才的意象，你懵在那里的这样一个场景，当你想到以后，你就可以来告诉我那是什么样的一个场景。

L：可能是我一个人跟那个人讲我的需求，但是他反过来指责我，旁边有别人在看。

Z：他是怎么指责你的？

L：他就讲，反正这也没什么大不了的，旁边有很多人围观。

Z：在那个时候，你的情绪是什么样的？

L：有点儿害怕，也有点儿尴尬。

Z：我发现你一直在抿嘴唇，你是觉得有些委屈吗？你可以继续在那个场景里去体验那个过程，去体验情绪，既害怕、尴尬又有点儿委屈的状态，你在意象里面是什么样的感觉？

L：还是觉得我是很尴尬的感觉。那个场景还是一样的，可能是因为过去了很久，我的感受变得没那么强烈了。那一刻还有些无助感。

Z：大概是几分呢？0～10分的话。

L：可能有6分。

Z：所以不仅仅是尴尬，更重要的是无助感。你去体会一下，这种无助感在身体的什么地方最明显？

L：可能是腰。

Z：好的，你去体会一下，把你的注意力聚焦在腰部，去体会一下那个场景给你带来的6分的无助感。你觉得怎么样？

L：有一种感觉就是不了了之。

Z：所以那个场景在发生一些变化是吗？

L：在不了了之。

Z：你想一想你上一次讲到的平和自信，觉得自己还可以和挺好的意象。她如果遇到这样的情况会怎么办？

L：可能会更加坚定地再叙述一遍，然后强调一下我应当享有的权利。

Z：你想象在意象中，当服务员就在那里的时候，你会怎么告诉他。

L：跟他说这是我要求并且你应当做到的事情，你凭什么反过来说那些话，你就应当做到我刚才嘱咐你的事情。

Z：这样说的时候，你是什么感觉？

L：可能我也不是特别好意思说出口，但是总觉得这样的话会比较有底气。

Z：有力量感。

L：对，有力量。那种无助的感觉可能只剩下 2～3 分。

Z：你想象一下，如果你这样告诉服务员，他会怎么样？

L：他可能会给我换一碗，因为当时旁边有别的客人在看。

Z：当你表达出和争取到自己的权利，然后服务员说要给你换的时候，你是什么感受？

L：我可能会松一口气，因为我比较大胆地表达了自己的想法，我感觉充满了力量。

Z：力量感在哪里？在身体的什么部位？

L：我觉得是肩膀。

Z：肩膀，好的。你现在可以再来用蝴蝶拍试一试吗？在肩膀的位置去体会你的力量，是什么感觉？

L：比较踏实，然后让我能有力量，是一种比较稳定的感觉。

Z：你在通过这种方式去找回自己的力量、尊严感和权益。像你前面讲的，这是你开始慢慢掌控你自己的过程。你从这个里面学习到了什么？

L：我觉得我得试着大胆地去讲这些话，因为我心里还是比较胆怯的。如果我讲出来的话，这些话反而会给我带来一些力量和支持。

Z：既然你意识到你需要通过行为来改变，接下来的这周你打算怎么样通过行为来改变？

L：这个方面我也不知道怎么办，可能在实习工作中去主动地接触一下前台工作。这样就可以接触到更多陌生人，然后来锻炼我自己。

Z：怎么锻炼呢？

L：因为我要接待他人，我可以和他们保持一个平和的关系，并且通过跟他们的交流来锻炼自己，展现出我是一个比较大方的人。

Z：好，今天我们一起看到了你有新的变化，你开始有掌控感了。同时，我们也看到了，这周还是发生了一个人际方面的事件，你会担心被别人说斤斤计较或者忽视。刚才我们去想象怎么解决的时候，其实可以看到你已经找到了一些方法。那在我们结束之前还有什么问题吗？

L：没有了。

来访者的感受：

在正念练习的过程中，咨询师会通过让我想象当时的场景，以尽可能还原当时的画面。这有助于我在身体和心里去重新体验当时的感受，并在当下的情况中寻找解决方法，以更深刻地体验我可以通过实际的应用来解决问题。

这一模块在意象的应用上和前面三个模块有些不同。首先是在意象使用之前加入了正念练习。其次是正念之后的意象属于主动想象。这部分主动想象又分成两个环节：第一个环节是想象来访者担心和害怕的那个意象，让它清晰得如真实发生一般；第二个环节是以曾经的那个"挺好的自己"进入意象，去看看那个"挺好的自己"如何应对自己担心和害怕的那个场景。

很多人不理解此处正念练习的作用所在。正念，是对当下的温和觉察，是每个人具备的能力。这里，我也想用一下关于"两支箭"的比喻，即人们往往会受到两支箭的伤害，一支是周围人和环境射来的，一支是自己射向自己的。对于第一支箭，我们往往能敏锐觉察，出于本能且敏锐地启动防御机制。但对于第二支箭，我们往往没那么容易觉察，毕竟人的本能是不相信自己会伤害自己的。既然如此，那我们如何注意到射向自己的第二支箭呢？那就是正念练习！不加评判地和当下在一起！当然，和当下在一起，不仅仅是和自己、自己的身体、自己的体验、自己的念头，也和周围环境及一切同在，包括缓缓流逝的每一分每一秒时间。到此，我们可能更能够理解正念在此处的应用了。

也有很多人会问：意象的主动想象有没有"诱导"的嫌疑？在这里，我可以肯定地和大家说：没有！在上一个模块中我们就说过，如果用虚实来比喻意象和现实，意象属于"虚"的部分。"虚"即如海市蜃楼一般，看得见，却不真实存在。但只要光湿条件具备，海市蜃楼就会显现。来访者的负性意象亦如是，条件具备即产生。如若我们把来访者具备的积极意象移植于负向意象中，又会怎样？我们不"诱导"，一切的发生都取决于来访者，我们等待来访者创造新的"光湿"条件，等待新的"海市蜃楼"呈现。而这样的"创造"，虽然是"创造"了一个意象，如"海市蜃楼"一般的意象，但创造过程中的经验和体验一定是深刻的，也一定是可以在"实"的现实中得以运用的。

为了让来访者自己在主动想象中体验和"创造"的积极经验得到强化，刻意练习自然是必要的。所以，咨询师在咨询室里会让来访者如其所是地演习意象中所发生的。咨询师配合，并在来访者积极情绪体验最佳时，用蝴蝶拍的方法，让积极的情绪体验与身体产生联结。

当然，咨询室里发生的所有积极的改变，延续到来访者的现实生活中才是目标。家庭作业依然是必不可少的。

模块五：意象智者

来自荣格的智慧老人的意象、《三国演义》中的诸葛亮、《西游记》中的观音菩萨，以及宗教、道家中的智者都有智者形象的成分。另一个理论来源则是辩证行为治疗中的"智慧心"的形象，主要针对有自杀自伤行为的孩子。因此，"智者"这一形象来源广泛，对咨询也产生了一定影响。

具体步骤

（1）本周心理评估

（2）主观情绪困扰评分

（3）讨论上周行动计划完成情况

（4）讨论本次咨询主题

（5）正念五分钟练习

（6）请来访者想象在自己的心里住着一位智者，可能是曾经见过的人，可能是在电影里看到的，也可能是想象出来的，这位智者充满仁爱、智慧、慈悲和宁静，请来访者感受并描绘一下这位智者的形象

（7）请来访者画出这位智者（画出来会帮助来访者将这个智者的形象从心理层面固化到现实，方便以后对话）

（8）请来访者与智者对话，当把自己的困扰告诉心里的这位智者后，它会说什么

（9）请来访者感恩并告别智者

（10）询问来访者从智者的话里得到了什么启发

（11）确定本周行动计划

工作要点

（1）引入智者意象的时候，需要慢一点儿，咨询师不可过于急切。

（2）有时候智者意象会比较模糊，可以用"试试""来想象一下"等言语鼓励来访者。

（3）如有来访者想象不出来智者意象的时候，也没有关系，可以从现实中让来访者去想象一个对其来说比较有智慧的人。

（4）在想象智者意象后，要将主观的心理想象客体化，即在现实中表达出来，画画是一种方式，也可用沙具、游戏、雕塑等各种方式来表达。

（5）与智者意象对话，让其从不同的角度看待情况，启发来访者领悟。

（6）要将启发后的领悟落到当下具体的行动中去，知行合一，才能进一步强化领悟。

案例演示

出于伦理原因，以下个案由咨询师改编和扮演。（Z：咨询师，L：来访者）

Z：你好。那么这一次还是按照和我们之前一样的方式，首先对你的情况做一个全面的评估，看看你这周怎么样，以及讨论上一次制订的行动计划的执行情况。另外，我们今天可能会讨论你所提到的主题，然后我们会去讨论和智者有关的意象，你看可以吗？

L：可以。

Z：这周你过得怎么样？

L：上一周按我们的约定，也就是我要主动去接触前台的工作，主动地去接触一些不认识的人并且跟他们进行交流。在进行的过程中，一开始我会比较紧张，害怕自己跟他们讲话时会容易讲多。随着我逐渐地在前台跟不认识的人接触和聊天后，我开始慢慢稳定下来，也没有发生什么特别的事情。我感觉我蛮稳定的。

Z：所以你从这里面看到了什么？

L：我通过我的这些行动，亲自去和别人，尤其是陌生人去接触，我能让自己处于一种更加稳定的状态。不再会因为要和陌生人接触变得紧张焦虑。

Z：你真的可以做到了。就像你前面讲到的，你觉得这一周你的情绪困扰是几分？

L：我觉得可能在刚开始做这个工作的时候，我的分数反而有点儿上升，因为我比较紧张，我有5～6分。但是，随着我继续做工作，再到将近周末的时候，我只有1分左右了。这个分数是因为我觉得我毕竟是实习生，可能有一些突发的状况不知道如何处理，由于没有帮到他人会觉得有一点儿尴尬。

Z：你的总体状况已经非常好了。你今天有什么特别希望跟我讨论的吗？

L：我想跟您再聊一聊关于我状态的事情，我想知道怎么能够长久地维持稳定的状态？

Z：好的，现在我们就专门来讨论这一部分，在我们讨论之前，我们还是先做一个五分钟的正念练习，可以吗？

L：可以的。

Z：现在让我们找一个放松的姿势，让自己的背挺直，让肩膀自然松弛，像一座山一样端庄地坐在这里。你去觉察一下此时此刻脑子里有什么样的念头，有什么样的情绪，你的身体与椅子、与地板接触的部位是什么样的感觉。现在把注意力聚焦到我们的呼吸上去静观。随着呼吸的起伏变化，延伸我们的觉知，从呼吸延伸到整个身体去，觉察我们的身体是一个整体，存在于当下。

现在我们来想象，在你的心里住着一位智者，他可能是你曾经遇见过的身边的某个人，某位长者，也可能是某个文学作品里面的某个形象。总之智者很仁爱，很慈悲，拥有大智慧，你现在可以想象一下，当智者的形象出现以后，你就描述一下它是什么样的一个形象。

L：一个已经快没有头发的小老头，眉毛还有胡须都是花白的，笑得非常慈祥，穿得就像古代的仙人一样。

Z：此时此刻它在做什么？

L：一开始想到它的时候，它像是在云上。但是过了一会儿，我感觉它像在我面前走，然后对着我笑，就是这样。

Z：好的，你现在问一问它你刚才的困惑。你以前很在意别人的评价，会担心受到别人的指责，现在你已经有一些变化了，但是你需要稳定自己的状态，你可以请教它，看看它会怎么告诉你。

L：我想象到的是它笑了一下，然后说"之前怎么做，现在就怎么做"，就没有了。

Z：智者的这句话是什么意思呢？

L：我觉得是在告诉我，我在这段时间运用的一些方法都是让我能够稳定并且可以长期使用的，我认为它就是让我将它们形成习惯。

Z：这样就可以稳定下来了。还有一个问题，你之前很在意别人对你的评价。你问一问它，看看它会对你有什么样的建议或者是指引。

L：我想象中的智者，它和我讲的是在乎这些评价是非常正常的，但是我要妥善地去处理听到的这些话。我不要一味地全部接受，或者是完全不听这些话。这些话对我有一定的帮助，既帮助我理解自己，也帮助我理解别人。

Z：好的。你觉得智者这样告诉你，你是什么感觉？

L：我觉得它说的也是我想听的。它并没有要求我一定要接受这些，而是让我自己来做决定。

Z：好的，你现在可以把智者画出来吗？讲一讲画的是什么？

L：我想的智者是慈眉善目的老人，由于总是笑着，所以眼睛是眯起来的。看起来很年长，头发比较稀疏，有着长长的胡子，也有和仙人一样的眉毛，穿了一件长袍，大概就是这样的一个形象（见图5-6）。

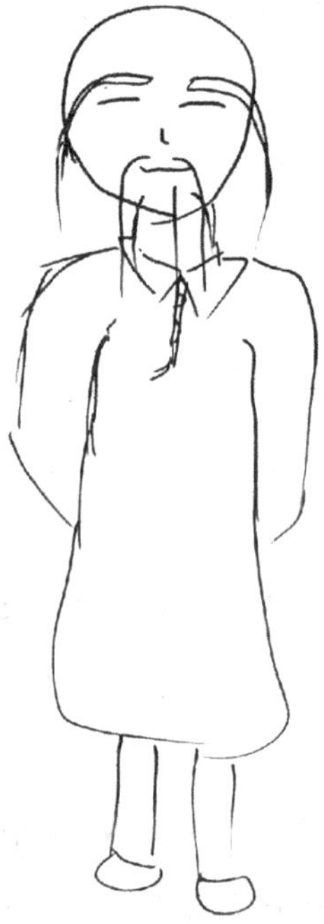

图5-6 来访者画的智者形象

Z：你现在再看着它，去感觉它，用心去感觉。

L：我觉得它很和善、很包容，感觉能给人一种无形的支持。

Z：你再去体会，它还有没有什么想跟你讲的？

L：它会跟我说，我只需要把已经得到的顾好就行了，我已经改变了的就那么继续做下去。它让我先安稳下来，不要再过多地去想那些能够烦扰我的事情。

Z：它的意思就是带着平常心，去做本分事。你可以试着在心里去感谢它，包括以后你如果再有什么困难，在不知道怎么办的时候可以唤醒它，因为它一直在你心里住着，并且一直陪伴你。当你感受到它的支持的时候，你是什么感觉？

L：我会觉得开心，心里也会比较踏实，因为无论做什么都有一个人在后面支持。

Z：所以你从它刚才跟你讲的这些话里面，得到了什么样的启发？

L：我觉得我目前的状态已经趋于稳定了，我很少再会去无端地想一些烦扰我的事情，我就继续把我的这些行动转化为我的一个日常的生活状态就可以了。

Z：那么接下来一周你会怎么去行动？

L：我觉得我会延续之前的方法，比如在感受的时候继续做蝴蝶拍，我觉得我也会从之前的方法里选取写日记的方法。

Z：看来你已经做好了准备是吧？好，我们今天就到这里了。

来访者的感受：

我原本在上一次咨询提到需要一个支持，但我最初的设想是依靠一个外界的形象，比如我的父母之类的。然而，这次咨询师让我想象一位智者，而这位智者是我自己想象出来的，是属于我自己的一部分。因此，无论什么时候，它对于我的支持都是存在的。哪怕我做得不好，这位内在智者也会在无形之中给予我一定的力量，让我相信自己。

咨询进行到第五个模块了，前面部分的心境检查（包括情绪的评估）、家庭作业（自助计划）依然稳定地存在于咨询设置里，这是认知行为治疗的特点，也是我们已经在前文说到过的，可以起到承上启下、承前启后、承点启面作用的部分。还有更重要的一个部分是我们从每一次的咨询中，通过这样的方式评估来访者的变化。至此，我们从这个部分里，已经看到来访者发生了很大变化，咨询也马上要进入尾声了。在这个阶段，让咨询中出现的积极变化稳定下来才是重要的，而这也恰好是来访者自己的诉求。

认知行为治疗的目的是让来访者成为自己的咨询师。来访者终究要走出咨询室，离开咨询师，融入现实。而现实中依然有洪流和风浪，需要自己驾一叶扁舟在洪流和风浪中前行。那来访者以什么样的状态离开咨询室才可以具备这样的能力呢？其实每个人内心都住着一个智者，这个智者就是来访者自性圆满的光芒，是来访者本自具足的力量。咨询师在这里引入智者的意象，这里智者意象的引入不仅仅是让来访者的智慧形象化闪现，更多是去让来访者看到自己内在的智慧，看到自己有解决问题的智慧和能力，更"锚定"其内在智慧于信念之中。未来即使再遇风雨，亦能前行。

让我们再回到案例中去看一看，咨询师引导来访者进行智者意象的想象，这便是来访者内在智慧意识化的一个过程，让来访者去看到。继而让来访者画出意象中的智者，并与智者对话，对话当下的困惑，也对话未来可能依然会发生的困难，倾听智者的解答。这，就是"锚定"于信念之中的一个过程。当然，绘画只是其中的一种形式，我们前面说过，我们还可以用到很多媒介。当一个人实现了自性整合，也就是"本自具足"的状态时，就可以具备这样的能力。

模块六：意象生活

意象生活是指通过将意象与生活相联系，引导来访者过上有价值的生活。有价值的生活这一说法的主要来源有两个。第一个是辩证行为治疗中提到的，过有价值的生活。第二个来源是生活中的多数来访者，比如说学生，他们对未来的规划都是成为有价值的人和过有意义的生活。咨询师可以通过引出智者意象，让学生们与智者进行对话，去引导他们并且帮助他们过有价值的生活。

具体步骤

（1）本周心理评估

（2）主观情绪困扰评分

（3）讨论上周行动计划完成情况

（4）讨论如何过有价值的生活

（5）引出智者意象，请来访者与智者对话，关于过有价值的生活，它会告诉你什么

（6）询问来访者如何在未来的生活中去实践有价值的生活

（7）根据概念化模型，总结从第一次咨询开始来访者的变化

（8）询问来访者如果咨询结束后再出现情绪困扰，如何用本轮咨询学到的内容去调节自己的情绪

（9）感谢、告别与祝福

工作要点

（1）因为本次咨询是最后一次，所以需要在前一次的咨询中让来访者知道这次是最后一次。

（2）本次咨询开始的时候也要告知来访者这是最后一次，让来访者有心理准备。

（3）有价值的生活的讨论需要与现实生活保持平衡。

（4）当来访者领悟到有价值的生活是什么的时候，要落到具体的现实中去。

（5）须包含预防复发的讨论。

（6）在准备结束的时候，需要关注来访者关于离别的非言语反应。

案例演示

出于伦理原因，以下个案由咨询师改编和扮演。（Z：咨询师，L：来访者）

Z：这次是我们最后一次咨询，首先我们还是要去评估一下你上一周的情况，然后我们再来讨论一下结束后你该如何过有价

值的生活，最后我们会对整个咨询有一个总结和反馈，你看可以吗？

L：可以的。

Z：好的。你这一周过得怎么样？

L：从上一次聊完之后，我基本上没有什么特别的困扰了，过得很舒服。

Z：那么你的情绪困扰是几分呢？

L：我可能会打1分，因为我觉得这个1分不代表我现在面临困扰的事情。我只是偶尔担心未来可能会不稳定，虽然我很可能会很快缓解自己的情绪。因为我还是有一点点情绪的，所以我选择打1分。

Z：你的意思是，你的情绪是有可能出现波动的。很好，你刚才讲到你写日记以后就更加稳定了，你从这里面看到了什么？

L：我一直持续地去写日记，渐渐地这会变成我的一种习惯。我每天都会观察我自己的行为及语言来看今天是不是我想要的状态，我就发现自己形成了稳定的状态，写日记是能帮助我自省的。

Z：好的，那我们接下来讨论的一个主题是如何去过有价值的生活，关于这一部分你是怎么考虑的？

L：我认为有价值的生活就是我能完成我该做的事情，那么我就应当是有价值的。比如我现在做实习工作，我觉得我能把我当下的工作做好，每天有条理地安排自己的生活就挺有价值的。

Z：你想要做的事情是什么呢？

L：我觉得我想要做的事情就是无论我做什么工作都能把它做得很好。除了工作的空闲时间，我能够跟我的朋友一起聊一聊，或者是保持交往，这就是我想要的比较稳定或安稳的生活。

Z：这种安稳会让人感到踏实。

L：对，就是非常有安全感，让我能够掌控生活。

Z：这个时候你会怎么认为自己呢？

L：我会觉得我在这样的生活下，情绪是稳定的，身心都处于一个健康的状态。

Z：所以看来你心里很清楚以后该怎么过自己的生活。

L：对，我觉得我有一定的预想了。

Z：好的。你还记得你上一次画的智者意象吗？

L：记得。

Z：你可以看着它，然后你可以听一听它对于你"过有价值的生活"这一块的建议。

L：它在我的心目中是无论我做得好与不好都会在的。所以我认为它会理解我刚才的想法，它也会表示这样的生活就很好，同时它也会支持我去努力过我想要的这种生活。总而言之，它就是一直在支持着我，它会允许一切的发生，哪怕我和理想的情况有偏差。

Z：我看你又回头看向它，你是在说什么？

L：我再看一眼是表达我也很认同它，同时也很感谢它。

Z：好。你是很清晰地知道你要如何过有价值的生活的。

L：我有一个预想的目标，虽然我现在还在朝着那边发展中，也许以后会有变动，但至少目前是这样的想法。

Z：我们现在可以来总结一下从第一次到现在的咨询，你现在还记得第一次来的时候是什么样的情况吗？你当时很在意他人的评价，并且会为了不去听到那些评价将自己屏蔽起来。你当时是有7分的情绪困扰，那个时候你讲到了觉得自己不如别人，所以很在意别人的评价。

L：是这样的。

Z：但是经过了几次的咨询，你发现你整个人都在逐渐地发生变化，你的情绪困扰从7分下降到5分，然后到3分，最后变成了1分。在你的行动层面上，你一开始做了做蝴蝶拍，后来通过写日记的方式记录自己的一些言行，还尝试去做前台的工作让自己接触陌生人并且和他们进行交流，慢慢地你可以自信地表达自己了。所以，你可以看到，这就是你整个变化的过程。如果以后再出现类似的情绪困扰，你能够从这六次咨询中学到什么来帮助自己吗？

L：这六次咨询对我来说是一种体验。我感受到了和大家接触后的一些好处，所以假设我以后再有那样的情绪，我也不会再把自己封闭起来。这是因为我能感受到有一种更好的方式，会让我的心情和情绪状态更加稳定。

Z：所以你会有坚定的信念。即使以后再出现困难，不知道怎么办的时候，你也可以问一问你心里那个无名的智者。非常感谢你六次的配合，最后也祝福你未来能够如愿以偿。

来访者的感受：

最后一次的咨询总结了我从刚开始做咨询到结束的整体过

程。我能从里面清晰地感受到自己的变化，因为每一次我都会给自己的情绪困扰打分，所以我能从数据上更加深刻地感受到整个人的变化，并且我亲自体验了这样慢慢变好的过程。在咨询师跟我交流的过程中，我也会不断在自己的脑海中回忆和构建当时的那些场景，因此我可以更加强化那些好的意象。

"无论我做得好与不好都会在"——来访者是这样描述上一次咨询意象中的智者的。这是自性整合的一个表现。"一直在支持着我，它会允许一切的发生，哪怕我和理想的情况有偏差。"这也是"本自具足"的一个表现。比起刚来咨询时害怕听到他人评价的那个来访者，现在坐在咨询师面前的来访者坚定而自信，充满力量，也能非常客观地去看待世界、看待生活、看待自己了。但是，咨询师并没有就此作别，而是回顾了在六次咨询中，来访者做了些什么，强调来访者自己在咨询中的作用，强化咨询中有效的部分，从而让来访者更清晰明了地知道哪些做法对于她的改变是有用的，以便在以后的生活中应用。

在认知行为治疗中，告别与祝福不仅仅是礼貌，更是设置，是重要的设置之一。这一步不仅能让整个咨询过程更加完整，更重要的是在仪式上让来访者感受到自己人生的掌握权与责任感已经完全正式握在自己手中，并真正开始迈向新的人生。

第6章 基于意象的认知行为治疗案例

基于意象的认知行为治疗，即通过循证的方式调节负性意象，从而引发负性想法、情绪、行为和感受的变化。在此理论假设的基础上，笔者建构了意象调节、意象体验、意象分析、意象想象、意象智者和意象生活六个操作模块。这六个模块可以在整体的结构化基础上被灵活运用。可以用针对每一个模块进行一次咨询的方式进行，也可以针对常见的发展性心理困惑整合成单次咨询。至于更加复杂的案例，这六个模块也可以延伸至10～20次咨询。这六个操作模块还可以对不同的消极意象进行循环使用。

在实际的案例中，具体的思路是怎样的呢？为帮助读者更好地理解，笔者提供以下两个临床实际案例报告（出于伦理原因，已进行适度改编）：一个是因人际矛盾产生了情绪低落，容易发脾气的阿悦，经过六次咨询，她用一个意象"玫瑰有刺，因为它是玫瑰"来描述了自己的领悟与改变。另一个是被焦虑、抑郁等情绪困扰的在校研究生，用"小黑狗"和"瘫坐在沙发上无精打采的女人"来形容自己的情绪状态，经过六次咨询，她描述自己的状态就像"荡着秋千，闻着花香，沐浴着阳光，找回了心里的那片净土"。这两个案例是近几年笔者带领的团队所做的几百个案例治疗中的代表,无论是从主观的情绪评估还是客观的观察来看,来访者都有了非常大的变化。为保证客观性,笔者特别邀请了德国马格德堡大学心理学博士高颖老师在个案治疗结束后,对来访者进行了独立的访谈评估,验证了此模型确实拥有较好的疗效。

玫瑰有刺,因为它是玫瑰

个案资料

1. 基本信息

阿悦(化名),现年 19 岁,大三学生,住在学生宿舍。

2. 主诉

因人际矛盾引发情绪低落,容易发脾气,持续影响时间为 6 个月。

3. 情况介绍

来访者认为自己的性格偏忧郁和多愁善感,经常容易陷入伤感的情绪里。6 个月前,来访者多年的男性朋友向她表白,希望能和她成为男女朋友。但来访者只是希望保持普通朋友的关系,结果她的男性朋友就不和她做朋友了,并且删掉了她的微信,她还听到别人对这件事情说三道四。她原本将这位男性视为闺蜜般的朋友,经常对其倾诉并依赖对方。失去这种依赖关系后,她感到很难过。

另外,来访者经常在对一个关系特别好的室友发脾气后感到自责,这样的方式让她感到沮丧。她的情绪开始低落,兴趣轻微减退,认为自己比较敏感、容易生气，看待事情持消极态度，甚至开始回避去食堂吃饭，担心自己会伤害旁边的人。她与一个同专业的室友也发生了矛盾，认为那个室友经常在微博上发一些针对她的内容，导致她不想回宿舍，尽管冬天外面很冷。在4个月前，那个室友在实验室将浓碱洒向她，幸运的是她有适当的防护措施，身体没有受伤，但这一事件让她感到害怕。后面经过沟通，她与这个室友的误会解除。来访者经常因为自己在人际关系中的抑郁情绪而感到沮丧。她看到笔者的招募被试广告后参加了面试，希望能从抑郁情绪中走出来。

4. 精神疾病史

阿悦此前没有精神疾病史。

5. 个人史和社会史

阿悦出生于一个三口之家，父母关系较好，虽然有时候要求会比较严厉，但总体对自己比较好。她从小学到大学的学习成绩都比较优秀，对自己非常严苛。来访者认为自己是一个比较"文艺"的女生，从12岁开始就比较多愁善感，容易放大负面情绪，喜欢写文章。

6. 既往咨询史

中学期间曾因为考试压力做过两次心理咨询，觉得效果较好。

心理评估

1. 评估工具

本个案研究主要使用了贝克抑郁自评量表第2版、自动化思维问卷与功能失调性态度问卷。

2. 量表评估

贝克抑郁自评量表为24分；自动化思维问卷为80分；功能失调性态度问卷为134分。经量表和访谈评估，来访者为中度抑郁状态。

3. 精神状态检查

定向力良好，有轻中抑郁心境。无幻觉妄想，曾在初一和初二时有过伤害自己的想法，自伤想法原因为"只是觉得好玩"，无具体自杀行为，自知力好。

4. 第三方评估

详见"疗效评估"。

个案概念化

1. 促发因素

来访者本身的性格就偏忧郁和多愁善感，且相对敏感。在此基础上，出现了一系列人际矛盾的促发因素，如男性朋友表白失败后不与之交往的矛盾，与关系最好的室友发生矛盾，与同专业的室友因为认为她在针对自己而发生矛盾，等等。这些矛盾导致来访者陷入敏感－陷阱模式里，从而产生抑郁情绪。该模式常见的三个促发因素包括：出现于与人相处之中；在特定情况下思考自己的不如意；来访者否定积极因素，更认同对自己严厉的认知评价与加工系统，尽管自己认为这对自己是不公平的。

2. 思维概念化

来访者在现实情景中，具体事件经常会引发自身的抑郁情绪，而抑郁情绪背后是负性的自动化思维。例如，跟男友视频时，听到男友提到要与曾经追求他的女生等人在男友生日那天一起吃饭，她表示不满，男友道歉后，她感觉到他有一点儿丧气，便陷入了一种自责，觉得"伤害了喜欢我的人"。这导致她晚上睡不着，躺在床上开始哭泣，产生"跟像我这样的人谈恋爱，我又想让他救我，又想把他拉下来"的痛苦感觉，感到非常难过，最终认为"自己不该被爱，但同时又需要爱"。

通过这个具体的例子，可以看到来访者的抑郁的模式（象）：诱发因素－消极情绪（悲伤、生气、沮丧、自责）－行为（哭、讨好）－消极想法，从而形成了一个恶性循环，即敏感－陷阱模式。这个模式（象）的特点在于从对他人的生气转向对自己责备，感到悲伤，并在现实中呼应和验证悲伤，最后导致自己的情绪进一步下陷，后续的悲观情绪则没有具体对象。在来访者敏感－陷阱模式的背后，隐藏着一个对自己严厉、不公平、苛刻的评价系统。该评价系统的特点是对别人宽容，对自己却不能忍受，并会放大自己的缺点。她给自己建立的规则与假设包括："只有我一直要求自己成为一个完美的自己，我才会开始喜欢自己""只有找到可以依赖的强大人物，才能找回自己""我把我的免疫系统建立在对他人的依赖之上""自己的价值取决于他人对我的评价"等。其模式背后的核心信念包括："我是一个得不到幸福的人""我不如别人""觉得自己一无是处"。

经过七次的咨询，来访者在思维上有了根本性的转变，她逐渐领悟到"依赖的不是别人，而是强大的自己""不必依赖别人活着，但可以依赖别人来获取快乐""玫瑰有刺，因为它是玫瑰""自己内心是个特别乐观的人""喜欢真实的自己""从完美走向真实""做一个真实的人，而不是一个完美的人"。

3.意象概念化

来访者用了三个意象来描述自己的抑郁状态的三个层面。

(1)关于在人际关系中"容易发脾气"的那一部分,来访者用一个意象表达了背后真正的原因:"在一个平静的水岸边,牛羊在吃草,突然,水里有只鳄鱼把它们咬了一下。那只鳄鱼不饿,只是想咬它们,残忍地咬,试图打破宁静的美好。它是一只不懂事的小鳄鱼。这只鳄鱼并非不能吃东西,但在没有明显原因的情况下表达愤怒,真正的原因是它没有被关注到,它像个没有妈妈的孤儿,孤苦伶仃。"

(2)来访者用了"摄魂怪"这个意象来描述她的敏感-陷阱模式:摄魂怪一旦出现,就会把快乐都吸掉。不在悲伤环境下,摄魂怪就没有机会成长;但如果掉进悲伤中,就既无法控制它的成长,也无法逃离。

(3)来访者用意象描述了该模式背后的那个更深的抑郁:"我仿佛掉入一片灰暗中,坠入很深的井里,空荡荡的。在一团黑雾中,这团黑雾后来还幻化成妖魔鬼怪,我感觉自己没有人要了,任由其侵蚀,变得麻木不仁,我内心需要有人在背后和我一起。"

经过咨询,来访者的意象也发生了根本性的变化:"之前,我的理智被感觉的漩涡淹没,而现在它已经抽出来了,变得更强大。以前虽然有理智存在,但它显得很无力,就像洗衣机里面的所有东西都一起转,所有东西都被动跟着这个模式去转。而现在,我的理性部分就像漩涡里伸出的一根线,这根线是直的,为理智做一个牵引。我的注意力以前放在漩涡里,如今集中在这根线上,发生了根本性变化,我开始往乐观的方向想,能够转变视角了。这根线如同一条黄色丝带,渐变为一根杆,像是学校的升旗杆,给人一种威严有力的感觉。它仿佛往漩涡里投射了某种超自然的力量，这根细杆是一个基础的存在，通过暗示，它会击破每一个念头。比如，会给我一个念头，不依赖别人活着，但可以依赖别人来获取快乐。"来访者描绘道，在她心中，理智与情感一直如同英国中世纪小说中的两个女孩。其中一个女孩是理智型风格的，看起来很文静；而另外一个女孩则是情感型风格的，看起来很活泼，仿佛正穿着裙子、戴着帽子翩翩起舞。然而，如今这两个女孩已经融为一体，成为一体两面的存在。

问题、目标与计划

1. 问题清单

（1）容易陷入敏感－抑郁－回避的负性情绪模式。

（2）容易对亲近的人发脾气。

（3）不愿意去食堂吃饭。

2. 治疗目标

（1）成为一个阳光的自己，重拾理想和抱负，对自己满意。

（2）不推开身边的人。

（3）主观抑郁情绪从 7 分降到 4 分。

3. 治疗计划

通过访谈评估去了解评估来访者的状况，找到引起抑郁之象的原因，即探究来访者的负性情绪模式。

咨询师主要聚焦于寻找来访者抑郁之象的触发点、维持因素、带来的负面影响等。该来访者的主要触发点是人际矛盾，抑郁与发脾气之前就开始尝试从认知、情绪和行为层面进行调整。在将引起抑郁的模式进行调整后，咨询师引导并启发来访者探寻抑郁背后真正的那个意象，即寻找是什么原因引起了来访者的抑郁状态，以便进行深层次治疗。进一步探索与引导抑郁背后的意象后，对其进行抱持、体验与表达，使新的领悟产生。咨询师引导来访者找出背后深层原因之意象，用现实之物进行客体化，从不同的角度进行表达与转化，引导来访者产生新的领悟。让来访者在新的领悟的基础上，与现实的行为结合，知行合一，验证并强化领悟，并完善其认知功能与社会行为功能。

咨询过程

1. 第一次

本次咨询的重点在于收集信息，评估来访者的情况，观察其抑郁呈现的意象。来访者前来咨询的原因是人际矛盾引发情绪低落和易发脾气，持续时间为六个月。在主观抑郁情绪评估里，0分代表没有抑郁情绪，10分代表特别抑郁，来访者达到了7分。来访者呈现以下主要问题：

（1）容易陷入负性情绪模式。

（2）容易对亲近的人发脾气。

（3）不愿意去食堂吃饭。

评估后咨询师与来访者讨论了咨询期间和之后的自助计划

（1）记录四栏表：记录时间、发生事件、情绪，以及负性自动思维，寻找其规律。

（2）运动健身：每周在操场跑步三次，每次五圈，定的是晚上8:00跑。

（3）学习：在周末前将作业做完，在图书馆学习两个小时。

（4）主动在食堂吃饭五次。

2. 第二次

来访者认为自己整体上正往好的方向发展。本周她担任暑期学校小组长，这让她觉得"自己又棒起来了"。在小组中认识的一些新同学对她最初的印象就很好，让她觉得自己大多数时候都在进步，并且为自己的进步感到高兴。抑郁情绪为5分。尽管本周情绪爆发了两次，都是与男友的争执，但在其他方面表现较为出色。本周家庭作业完成得较好，进行了两次跑步健身，每次跑五圈，每餐都选择在食堂吃，还按照计划完成了布置的学习内容。

咨询师启发来访者举出三个能引起抑郁和发脾气的例子，以便从言语中观察总结来访者的共同模式。来访者列举了本周的三个例子。

（1）上周四晚上跟男友视频时，得知他在生日那天要与曾经追求过他的女生等人一起吃饭。尽管从理性的角度来看，她认为可以接受，但仍然会产生不爽的情绪。但这并非真正导致她不高兴的点，关键的是当她男友很快跟她道歉之后表现出的丧气。这让来访者陷入了一种自责，觉得"伤害了喜欢我的人"。这导致来访者晚上睡不着，躺在床上开始哭泣，她描述的一种痛苦感觉是"跟像我这样的人谈恋爱，我又想让他救我，又想把他拉下来"。这使她非常难过，认为"自己不该被爱，但同时又需要爱"。

（2）一个来访者认为完美又真实的女孩失恋了，跟男友谈论这件事时,男友表达"如果我们将来面对同样的问题,当前途和爱情冲突时候,希望你不要考虑我,去追求自己的前途"。来访者听完后很不开心,觉得男友在暗示"我们总有一天会分手,那现在分手就好了",她觉得既生气又悲伤,认为"我知道一切会以悲剧收场"。

(3)在与几个朋友语音群聊的时候,听到朋友笑得很开心,她感到生气,产生了一种"不知道怎么合群,到底要把自己变成什么样的人"的感觉。

咨询师通过这三个具体的例子,引导来访者找到了导致其抑郁的共同模式:诱发因素－消极情绪(悲伤、生气、沮丧、自责)－行为(哭、讨好)－消极想法,这样形成了一个恶性循环。这个模式的特点在于,情绪从对他人的生气转向自己,产生了悲伤后,在现实中去呼应和验证悲伤,导致了情绪进一步往下陷。来访者的悲观情绪并没有指向特定的对象,而是表现出一种泛泛的多愁善感。咨询师与来访者确定这个模式为"敏感厌恶－悲观",这形成了一个陷阱和漩涡让人陷入其中,并称之为敏感－陷阱模式。咨询师与来访者探讨了家庭作业,包括:观察该模式的规律、学会觉察、把自己拽出来,以及提醒自己"这很正常啊";去约见一个多年的好友,因为通常这位朋友能有效地劝解自己。

3. 第三次

本周来访者感觉"特别好",抑郁情绪为3分,已经低于咨询最初设定的低于4分的目标。她去某地找男友一起玩,感到开心。在这个过程中,她有意识地觉察到自己出现了敏感和悲观情绪。在家庭作业方面,来访者表示"没有一次没有成功",尽管她担心从上海回来会感到有落差,在车站就哭了,但她开始允许自己悲伤。她还去见了那位好友，虽然并没有深入地聊，但好友告诉她，"我相信你能好起来"。

咨询师通过引导性询问让来访者进一步了解该模式的特点。

（1）在推开旁边的人时，来访者觉得别人拉着她会让自己感到很高兴。

（2）在这个敏感－陷阱模式后隐藏着一个对自己严厉、不公平、苛刻的评价系统，其背后还隐藏了一个核心信念——"觉得自己一无是处"。

（3）来访者看到自己评价系统的特点：对别人宽容，对自己则难以忍受，并会放大自己的缺点。在讨论的过程中，她认识到了自己的规则，"我一直要求自己成为一个完美的自己，然后我才会喜欢自己"。

（4）来访者用了一个"摄魂怪"的意象来描述这个模式："摄魂怪一旦出现就会把快乐都吸掉。在悲伤的情境中，这个评判系统中的负面因素就会变强大，有可能吞噬掉正面的思想。如果不掉进悲伤，这个摄魂怪就没有机会成长。但是掉进去了，我也无法控制它的成长，并且我还没办法出来，感到相当尴尬。"

咨询师进一步引导来访者，让其看到该模式的恶性循环及触发点。

（1）经常出现于和人的相处之中。

（2）在特定情况下，思考自己不如意的时候。

（3）来访者否定积极因素，认同对自己严厉的认知评价与加工系统。她觉得这样是对自己不公平的，认为自己需要"自信、勇敢"。这个认知评价与加工系统曾经对自己的鞭策现在变成了一种消极因素。来访者意识到，"自己的模式是可以调整的"。

关于如何从行为的视角来改变这个模式，来访者认为：需要别人的提醒、鼓励，把自己从抑郁的敏感－陷阱模式里拽出来；自己需要允许情绪的正常表达。

咨询师询问来访者如何从认知的视角来改变这个模式，来访者认为可以：提醒自己"没有这么糟糕"；让男友提醒自己；增加积极的想法，如"自己内心是个特别乐观的人""喜欢真实的自己""从完美走向真实""做一个真实的人，而不是一个完美的人"。

在最后咨询师跟来访者讨论了家庭作业：思考情绪层面上的调整；觉察并调整这个模式。

4. 第四次

本周来访者感觉比上周差，抑郁情绪为6分。来访者用意象描述自己的情绪："感觉长期处在一个不太好的状态，就像一直是阴天，偶尔还有暴雨一场。"造成这种情绪的原因在于本周天气主要为阴天，而且对男友产生了几次单方面的不满。来访者觉得自己以前陷入了一种模式，即使表达了不满，也得不到好的回应和结果，最后又不得不妥协，害怕处于下风。

咨询师引导来访者去探索抑郁的敏感－陷阱模式背后更深层的原因。来访者认为主要是人际关系中的依赖问题，与安全感有关，她觉得"跟人的交往中没有希望"。她用意象来表达背后更深层次的原因："我仿佛掉入一片灰暗中，坠入很深的井里，空荡荡的。在一团黑雾中，这团黑雾后来还幻化成妖魔鬼怪，我感觉自己没有人要了，任由其侵蚀，变得麻木不仁，我内心需要有人在背后和我一起。"经过进一步深入的讨论，来访者通过这个意象看到自己的信念系统："只有找到了那个可以依赖的强大的人才能找回自己""我把我的免疫系统放在了依赖的人身上""我是一个得不到幸福的人""我不如别人"。

咨询师与来访者讨论了支持或反驳该信念系统的证据。

（1）有失去旁边的人的经历。

（2）觉得自己不好。

（3）整体上挺幸福，亲情、友情、爱情都挺幸福。

（4）学习挺好，以后的事业有希望。

（5）兴趣爱好：读书、摄影、运动、写作。

（6）很多人喜欢来访者，夸来访者性格好。

经过讨论，来访者领悟到"自己挺受欢迎的"和"亲情是挺幸福的"。

咨询师用荣格的自性化理论对来访者的意象进行解释。来访者意象中的"表层的我"是荣格讲的人格面具，是连接"我"和社会的桥梁，这一部分对于来访者在社会中良好适应和生存非常重要。而来访者所提到的那个空的部分也是她的一种"面具"，它是表层面具下面的一层面具，代表真正的核。与之相反的是空，空是阴影原型，而空后面还有自性。荣格把这个过程叫作自性化，人的成长就是慢慢地去看到面具，直面自己的这一部分，包括空和其他不接纳的阴影。在这个过程中，人们会逐渐面对自己的自性，这是完整和本性的善。当面对这些部分时，这些力量都会转换成积极的力量。如果不去面对，就会陷在里面。来访者听到后豁然开朗，对自己内在的过程有了更深理解。

咨询师继续用荷花与淤泥的意象进行隐喻解释，让来访者进一步领悟。"荷花生长在黑黑的淤泥里，荷花真正的伟大的地方不在它的花，而是它能把淤泥（就是来访者呈现的阴暗的那一面）转化成它漂亮的花的一部分，并让淤泥成为它的营养。因此，你需要转变的是对待这部分的态度，而不是排斥它。我问问你，荷花排斥淤泥吗？"来访者听了这个隐喻后感觉"像打通了任督二脉"，有一种领悟了内在深处的感觉。在咨询的最后，咨访双方讨论了家庭作业：去寻找自己内心深处真正的闪光点。

5. 第五次

本次来访者整体情绪挺好，抑郁情绪为 4 分。男友的陪伴让她感觉挺好，而且男友这次离开后，她并没有像上次一样难过。完成了"寻找自己的闪光点"的家庭作业后，来访者感觉很好，发现了至少三个自己的闪光点：一是她很善良和乐于助人，通过帮助别人，她觉得自己有价值；二是她认为自己是"挺有大格局"的人，不会被小情小爱所牵绊住；三是她认为自己是勇敢而内心坚强的人，这次不再否定自己的闪光点。随着她对这些闪光点的接受，她就越容易验证自己，即使表现出负面情绪，也不会自责，允许自己表达。她发现的新经验是看到自己有积极和正面的一面。

来访者本周出现一次失眠，原因是对自己很失望。来访者无意之中在网上看到一种应对失眠的方法：听莫扎特的音乐。在听的过程中，她产生了一段意象："我在一个美丽的古典庄园，莫扎特在那里弹琴，场景很美。"

咨询师跟来访者讨论到她主诉里"容易发脾气"的那一部分，来访者用另一个意象表达了背后真正的原因："在一个平静的水岸边，牛羊在吃草，突然，水里有只鳄鱼把它们咬了一下。那只鳄鱼不饿，只是想咬它们，残忍地咬，试图打破宁静的美好。它是一只不懂事的小鳄鱼。

这只鳄鱼并非不能吃东西，但在没有明显原因的情况下表达愤怒，真正的原因是它没有被关注到，它像个没有妈妈的孤儿，孤苦伶仃。"咨询师引导来访者与意象中的"小鳄鱼"进行对话。之后来访者得到了新的领悟：小鳄鱼表达了它感到很委屈，因为它没有得到关注，而是经常受到指责。来访者明白它还是有救的。在对话中，她发现了小鳄鱼的闪光点：自我保护能力，就像玫瑰有刺，因为它是玫瑰一样，她就是这样的人，一个独特的人。当小鳄鱼听到被理解后挺开心，它变成了小狗，跑到岸上安静地睡觉了。为了进一步巩固这个领悟，咨询师给了来访者一些家庭作业：在意象里多关注小鳄鱼；继续保持大格局，不纠结小事，即使发生也没关系；找自己及小鳄鱼的闪光点。

6. 第六次

本周来访者情绪平稳，抑郁情绪为 5 分。尽管她偶尔会厌恶自己，但她会找理由让自己好起来，而不再像以前那样陷入抑郁的敏感－陷阱模式。在完成上周的家庭作业方面，她取得了一些进展。

（1）发现了闪光点：自己真的很善良。

（2）当她出现情绪的时候，她学会了问自己："我 5 年、10 年后还会这样吗？"。

（3）本周来访者能够更集中精力关注自己，而不是关注跟别人的关系。这是一个重要的变化，她意识到："我对自己的评价依赖于别人的评价，更尴尬的是，别人的评价不是真正的评价，是臆想出来的，而自己臆想出来的别人的评价要比别人真正的评价差一些。并且，只有我做得更好，别人的评价才能达到我期望的水平。然而，也许他们已经给予了符合我期望水平的评价，只是我觉得还不够。当别人赞扬自己时，会怀疑他们在骗我，并夸大了这种臆想。"

咨询师引导来访者通过意象来进一步探索这个评价模式背后的原因，来访者看到的意象是："我在螺旋楼梯下面，上面有很多人。我每做一件事，别人就会议论纷纷，有的人不喜欢我，很喜欢谈论是非。"咨询师引导来访者去抱持、观察、体会该意象时，来访者体会到的是："有人嫉妒我，觉得自己没有我优秀，中学时，她扎着马尾，穿蓝色的运动装。她自己也不被人关注，所以通过说别人坏话来融入人群。她很烦我，因为我在细节上做得不好，比如走路的姿势、吃饭的方式等。"咨询师让来访者选择一个物体来代表意象中聒噪的女孩，来访者选了治疗室的藤代表她，后又换成治疗室桌上的黑钟。来访者表达："她被别人当面指责，被孤立，而我却没有关心她。她是一个幼稚、不好的人，被孤立，经历校园欺凌，挺可怜的。我很心疼她。如果我们能找到一个突破口，我会告诉她，其实她这样做并没有完全地融入人群。通过说别人坏话的方式，真的能融入人群吗？我希望她能换一种方式融入别人。"

在这个过程中，来访者对这个意象有了新的领悟：每一个极度自信的人心里都住着一个自卑的人。她说："我重新定位了自己，我的家教让我学会，对别人好的方式是平等，而非讨好。"

经讨论后本周的家庭作业为：

（1）观察自己这部分意象是否还会涌现出来。

（2）坦然接受朋友们对自己的好。

7. 第七次

本周来访者感觉挺好，抑郁情绪为3.5分，尽管有时会抑郁，但她自己调整过来了。当她男友打游戏没有理她时，她感到不高兴。然而，来访者通过跟自己对话的方式来调整自己的情绪，效果非常好。这周，她领悟和验证了一个新的信念："不依赖别人活着，但可以依赖别人来获取快乐。"

咨询师引导来访者进一步通过意象的方式去探索领悟后的变化，她说："之前，我的理智被感觉的漩涡淹没，而现在它已经抽出来了，变得更强大。以前虽然有理智存在，但它显得很无力，就像洗衣机里面的所有东西都一起转，所有东西都被动跟着这个模式去转。而现在，我的理性部分就像漩涡里伸出的一根线，这根线是直的，为理智做一个牵引。我的注意力以前放在漩涡里，如今集中在这根线上，发生了根本性变化，我开始往乐观的方向想，能够转变视角了。"

咨询师继续引导来访者去抱持、观察、体会新意象，她说："这根线如同一条黄色丝带，渐变为一根杆，像是学校的升旗杆，给人一种威严有力的感觉。它仿佛往漩涡里投射了某种超自然的力量，这根细杆是一个基础的存在，通过暗示，它会击破每一个念头。比方说，会给我一个念头，不依赖别人活着，但可以依赖别人来获取快乐。"来访者意识到过去她认为自己"没有价值"的看法实际上需要重新审视："我应该将自己的价值建立在哪里？"过去，她习惯依赖别人的评价来建立自己的价值，但现在她有了新的观念——"我依赖自己"，所以她认为"不依赖别人活着，但可以在与别人的关系中得到快乐"。

在与新意象对话时，来访者有了新的认知领悟。

（1）自己才是有力量的。

（2）用理智控制感情，勇敢地去解决问题。

（3）自己不能完全跟着情感走，当特定事情发生时，决策要以理智为主。

来访者脑海中涌现了一个新意象："理智与情感在我心里是一个人，有着两张脸，好像问题可以迎刃而解一样。就好像英国中世纪小说中的两个女孩。其中一个是文静和理智风格的，而另外一个则是穿裙子、戴帽子的情感风格。然而，如今这两个女孩已经融为一体，一个一体两面的人。"

咨询师与来访者讨论了如何将新意象转化到现实的行动中去：对自己有规划，生活要有秩序，以理智为主线，随心而动，不逾矩；当遇到矛盾时，更要以理性为主导，并且能够有秩序地生活。具体的家庭作业是：①本周去游泳；②本周去国家博物馆。

疗效评估

1. 量表评估

（1）初评：贝克抑郁自评量表为24分；自动化思维问卷为80分；功能失调性态度问卷为134分。经量表和访谈评估，来访者为中度抑郁状态。

（2）在治疗第四次后进行了评估：贝克抑郁自评量表为18分；自动化思维问卷为72分；功能失调性态度问卷为160分。

（3）在治疗第七次后进行了评估：贝克抑郁自评量表为8分；自动化思维问卷为49分；功能失调性态度问卷为162分。

2. 意象评估

经过咨询，来访者的意象也发生了根本性的变化：以前对理智的感觉总是无力的，但后来可以找到一根牵引线，帮自己转到乐观的视角，再后来线慢慢变成了杆，变得更加有力；这个杆会击破不好的念头，还会萌生新的念头——不依赖别人活着，但可以依赖别人来获取快乐；现在的自己一体两面，理智与情感不再割裂，而是融合。

3. 第三方访谈评估

笔者特别邀请了德国马格德堡大学心理学博士高颖在个案做完后，对来访者进行了独立访谈评估。

（1）对整个治疗过程的整体感觉。

> 我认为这是一次很幸运的机会。

（2）关于情绪改善情况的个人感受。

> 我没想到有这么大的改善，我有特别根本的改变，我感觉自己比原来阳光和开朗很多。

（3）关于行为改变的个人感受。

> 行为改变不大，因为原来是努力且刻意地做的改变，不过现在的行为是符合自己的认知的，所以仅从表面上来看，行为改变并不大。

（4）关于认知改变的个人感受。

> 我从思维上根本改变了，还掌握了控制情绪的方法。

（5）生活满意度（0分代表非常不满意，10分代表非常满意）。

7分。

（6）人际关系满意度（0分代表非常不满意，10分代表非常满意）。

9分。

（7）有没有将治疗中的内容运用到生活中？

第四次治疗开始的时候我有很大的改变，而第五次、第六次都是对小漏洞的补充。第六次、第七次中间那周有一次负面情绪爆发，让我感到很痛苦，不过我当时用了控制情绪的方法和思维方式，让自己平稳地度过情绪难关，相当于验证了一次自己的能力，让我感到更加有信心。

（8）以前是否接受过其他治疗？

以前不想吃药，所以没有接受过。

（9）治疗中最印象深刻的部分是什么？

我容易钻牛角尖，难以自拔。咨询师让我想一个意象去表达，通过立象之后就可以从内心分离出来了，可以开始客观交谈，这种方法特别有效。我发现自我评价一直是错的，但一直意识不到问题出在哪里。在咨询师给我画图引导后，我恍然大悟了。我觉得很多人表面上看起来挺不错的，但是心里很阴暗，我曾认为真实的自己不值得别人喜欢。咨询师解释说，阴暗只是表面的一层皮，外面的面具只是里面真实自我的投射。这个观点如一道光照进我的心灵，让我意识到自己一直存在的问题，忽然豁然开朗了。我之前很依赖别人，咨询师说很重要的一点是要去依赖强大的自己。

（10）治疗中最有帮助的部分是什么？

同上。

（11）治疗中需要改进的部分是什么？

我有时候的表达不清楚，感觉咨询师好像没有理解。我觉得我自己不敏感，我觉得我的感受没有被完全理解。咨询师总结我的话时，听起来似乎难受程度比我实际感受到的难受程度低很多。在这些时候，我觉得共情的效果并没有达到。看网上其他人的负面表达，会让我有一种验证感。或许心理健康的人无法真正理解我的那种灰暗感。举例来说，我描述最令我难过的感受，就像是被困在灰色的井里，有很多鬼怪在打我，最后我缴械投降了。咨询师总结时似乎只理解到了我被打的那部分，但实际上我最难过的是我自己缴械投降的部分。在这类谈话中，如果我当时很敏感，就会有防御性表达方式，说话也会有所保留。

（12）可以维持的很好的部分？

除了刚刚提到的部分外都很好。

（13）治疗中感觉有困难的时候是如何解决的？满意吗？

咨询的进度挺符合进程的，出乎意料得顺利。在与咨询师的谈话过程中，当遇到一个难以清晰表达的关键点时会觉得有困难，因为我说了很多，但咨询师总结时还是没有抓住我的关键点，这使我感到困扰。在咨询师翻阅之前的治疗记录并总结时，有时候咨询师的总结和我的感觉不一样。如果我觉得有差异，我会提出来，有时候会有点儿不满意。

（14）是否推荐其他来访者使用这种治疗模式？

我觉得这个模式很好。但是可能有的人不适合。因为我是属于自己给自己找罪受的类型，如果有人有认知的问题，或者生活中遇到了真实的、巨大的痛苦的话，可能效果会小一点儿。

这是笔者第一次将基于意象的认知行为治疗模型应用于实际的案例治疗中，取得了显著的效果。来访者首次主诉的困扰得到了解决，主观抑郁情绪从 7 分降到了 3.5 分，贝克抑郁自评量表从 24 分降到了 8 分，抑郁已经完全疗愈。

一年后，来访者向咨询师表达了感谢并汇报了这一年的情况：

老师您好，还记得我吗？我是去年参与您研究项目中的一名被试。时间过得真快，转眼已经一年了。我突然给您发消息，是想郑重地说一声谢谢。在项目结束后的一年里，我的情绪、心理和身体都稳定地朝着好的方向进步。现在，我有着健康稳定的人际关系，自信地喜欢着自己，对于未来也不再迷茫。单薄的感谢话语并不能表达我内心万分的感恩。在我最黑暗的时候，有些事情带给我的痛也逐渐被我选择性地盖住。这两天，那些事情又被人揭了起来。虽然这像受了二次伤害一样，但我不再害怕或痛苦。我感谢这两年陪着我的父母和朋友，感谢在所有人的帮助下真正坚强勇敢的我自己。而这些，是您给予我的起点和方向。我终于成了"玫瑰有刺，因为它是玫瑰"的女孩。至今我都还记忆犹新的是您给我的画图说明，描绘了"善良温柔不是你的虚假包装，是因为你内心有光才可以投射到最外一层"。我也曾经用这样的道理安慰过伤心的人。前一阵子有朋友说，我给她的印象是个懂得心疼别人的人，这让我感到超级开心。可以说，与您相处的半年时间，改变了我的未来。最后，我想再真心地说一声谢谢，也祝福老师身体健康、工作顺利。

　　通过该案例的实验验证，基于意象的认知行为治疗在中国文化的背景下是行之有效的，弥补了传统认知行为治疗过分强调思维和行为改变的不足。该案例也修改了国际认知行为治疗案例报告中"个案概念化"的格式：将横向概念化与纵向概念化修改为思维概念化与意象概念化，以便更全面地从这两个维度来理解来访者的情况。

寻找心中的净土

个案资料

1. 基本信息

被试 B，女，24 岁，在读研究生。

2. 主诉

情绪焦虑、抑郁，兴趣降低，经常后悔，感到疲惫，做什么事都"提不起劲儿"，持续时间为四个月，主观抑郁情绪评分为 4 分。

3. 情况介绍

四个月前，来访者在找工作和写毕业论文方面面临着较大的压力，因为自己制订的计划没有完成而感到很不舒服，做事情没有兴趣，注意力不集中，并且觉得做事情很累，不想去做事情，但过后会后悔。这形成了恶性循环模式，使她陷入抑郁情绪中。

4. 精神疾病史

无精神疾病史，家族两系三代中也无精神疾病史。

5. 个人史和社会史

来访者在某次大地震之前挺幸福，一切都顺利，从小在别人眼里很优秀。然而，八年前由于大地震无法前往国外交流半年，认为这一事件阻断了自己的人生路径，觉得一切不在计划之中，这让她感到难以释怀和无辜无奈。她认为现在的这条路不是自己的选择，觉得非常不甘心，认为自己应该有更好的生活，因为自己的能力和水平不应该是现在这样的状态。每当心情不好时,她就会联想到这个事情,明知道无法改变,但仍然难以释怀,并且觉得很无奈。

6. 既往咨询史

去年 5 月份,因摔跤左脚踝骨裂,这个事情对她的情绪产生了负面影响,使她直接回家疗养。她之前没有做过心理咨询,也没有在精神卫生机构接受过检查或治疗。3 年前原计划的国外交流因为暗箱操作未能实现。

心理评估

1. 量表评估

治疗前贝克抑郁自评量表为 19 分;自动化思维问卷为 73 分;功能失调性态度问卷为 162 分。经量表和访谈评估,来访者为中度抑郁状态。

2. 精神状态检查

敏感,比别人有更高的警惕性。一个月前,因为压力过大产生过轻生的念头,并无实际行动。想过用刀或吃药,由于怕疼和考虑到父母,就立刻阻止了自己的想法。

3. 第三方评估

详见"疗效评估"。

个案概念化

1. 促发因素

来访者有三个方面的因素促发了自己的抑郁模式。第一,由于大地震无法前往国外交流半年,她认为这一事件阻断了自己的人生路径,觉得一切不在计划之中,这让她感到难以释怀和无奈无辜,对这条非自愿的路径感到不甘心。第二,三年前原定的国外交流计划又因为不公正的操作未能实现。在这个过程中,她投入了大量精力,成为学校公示中的第一名,然而结果被刷下来了,这让她感觉脑袋是"蒙"的,极度沮丧。第三,四个月前,来访者在找工作和写毕业论文方面面临着较大的压力,未能按照自己制订的计划完成任务。这三件事情启动了她的完美主义图式,让她觉得失去了对自己的计划的掌控和支配,从而引发了抑郁情绪。

2. 思维概念化

来访者在无法去国外交流、找工作和写毕业论文的压力等外在因素的影响下,产生了"什么都想做好,但自己没有做好"的自动思维。这种信念导致了焦虑和抑郁情绪,影响了她的注意力,形成失眠-自责-抑郁-"什么都想做好"这样的恶性循环模式。这个恶性循环模式的核心信念与完美主义相关,即"我一定要做得很好""如果我做不好,我就会让别人失望""让别人失望对我来说是一种糟糕的感受"。来访者平日非常努力,在成长经历中也的确因此获益,得到了很多人的称赞。但因为地震和被人为取消国外访学资格等外部不可控因素的影响,她的核心信念启动了,即"我什么都没有了,自己很差劲,我没有用"。这让她陷入焦虑、抑郁情绪,兴趣降低,经常后悔,感到疲惫,做什么事都"提不起劲儿"。

3. 意象概念化

来访者首次用"小黑狗"的意象来形容自己的抑郁状态,并通过寻象观意的方式，找到了这个意象常有的特点。

（1）经常处于后悔状态，这个状态很容易启动"小黑狗"意象。

（2）"小黑狗"意象是可以调整的，特别是自己现在能够意识并觉察到它的存在，然后有意识地与自己对话，不让自己陷到这个意象里。

（3）该意象的触发点包括：事情未按计划进行时，她会容易感到后悔，这种触发点会引发焦虑，而她深信"凡事一定要有计划，要掌控时间"；自己不会合理拒绝。

经过咨询师的引导，来访者通过意象进一步描述了抑郁时的状态：瘫坐在沙发上无精打采，周围环境昏暗且乱糟糟，讨厌自己的状态却又无力改变，因此迷茫而又不知所措，仿佛掉进泥潭里。通过意象，来访者也看到了她需要如何通过调整意象来缓解自己的抑郁情绪：她需要休息，也希望出现放弃的念头时能有个人来拉她一把，清理周遭的环境并且拉开窗帘，连心情也跟着变得干净、开阔、明亮。

在治疗过程中，咨询师引导来访者进行意象表达与对话，观察到她的意象发生了积极的变化：周遭的环境不再完全凌乱，有了一定的规律和顺序；不再瘫坐在沙发上，而是站起来活动并打开窗户让房屋变得明亮。在咨询师的进一步引导下，来访者的意象发生了更深刻的变化——环境开阔，感觉时间是属于自己的，感觉找回了心里的那片净土。来访者在意象里试图打破围墙，但无法成功，因为围墙修得挺高，将屋子围得像个笼子。但后面她设法把围墙变为了篱笆，躺在吊椅上，感觉很舒服。她认为阳光对她很重要，而墙又太高了，会挡住阳光，所以她打掉了围墙的 1/3，将上面设置为篱笆，使整个环境开阔通透。在那里，她荡着秋千，闻着花香，沐浴着阳光。那时候她的主观抑郁情绪评分为 1

分，感觉找回了心里的那片净土。

来访者治疗初期的意象里出现了很多消极部分：小黑狗、瘫坐、两眼无神、蓬头垢面、乱糟糟、昏暗、泥塘等。意象里的情绪也是负面的，如无精打采、恐惧、烦躁、迷茫。经过治疗，来访者的意象的特点开始发生转化。意象里的情绪也发生了积极变化，如舒服、从容等。再深入治疗后，来访者的意象进一步发生改变，出现了秋千、花香、阳光、净土等。她的情绪也发生了根本性变化，如平静、开阔、舒服、通透等。

问题、目标与计划

1. 问题清单

（1）经常陷入回避－后悔－抑郁的恶性循环。

（2）做事总是提不起兴趣。

（3）总陷入压力中，甚至出现过轻生想法。

2. 治疗目标

希望自己能够摆脱这种抑郁状态，因为"这种状态影响我做事情。后来发现自己存在错误的认知和归因方式，总是存在过去中，希望能通过咨询来提升自我评价"。具体目标为：将负面想法变得更积极，从自己的情绪中出来；减少每周负面思维的频率，从每周4～5次降为每周0～2次；落实少想一点儿，多做一点儿的原则；改善睡眠质量，使每周至少1～2天可以在晚上1～2点入睡，其他时间保持12点以前入睡。

3. 治疗计划

通过访谈去了解和评估来访者的状况，找到引起抑郁之象的原因，即探究来访者的负性情绪模式。寻找来访者抑郁之象的触发点、维持因素、带来的负面影响等。探索来访者抑郁发生之前的触发点，该来访者的主要触发点是人生路径被阻断、不公正操作导致国外交流计划破灭，以及近期工作和毕业论文未能按计划完成带来的压力。在将引起抑郁的模式进行调整后，引出来访者的抑郁背后真正的那个意象，即什么原因引起了来访者的抑郁状态，如何从深层进行治疗。进一步探索与引导抑郁背后之象，进行抱持、体验与表达，使新的领悟产生。引导来访者找出背后深层原因之意象，用现实之物进行客体化，从不同的角度进行表达与转化，引导来访者产生新的领悟。在来访者新的领悟的基础上，将其与现实的行为结合，知行合一，验证并强化，完善其认知功能与社会行为功能。

咨询过程

1. 第一次

本次咨询的重点在于收集信息，评估来访者的情况，观察其抑郁呈现的意象。来访者感到情绪焦虑、抑郁，兴趣降低，经常后悔，感到疲惫，做什么事都"提不起劲儿"。来访者的主观抑郁情绪评分为4分，主观焦虑情绪评分为8分。四个月前，来访者在找工作和写毕业论文方面面临着较大的压力，因自己制订的计划没有完成而感到很不舒服，做事情没有兴趣，注意力不集中，觉得做事情很累，不想去做事情，但过后会后悔。这形成了恶性循环模式，使她陷入抑郁中。

经过评估和讨论，来访者本周可以做以下事情来帮助自己走出抑郁的意象。

（1）调整计划，确保项目方面的工作做好。

（2）在写书方面多给予自己一点儿时间。

（3）设定12点之前睡觉的目标。

（4）周末可以找朋友吃饭和聊天。

2. 第二次

来访者本周情绪比上次有所改善，在咨询回去后暂时没想咨询师考试的事情，项目昨天刚刚完成。主观抑郁情绪评分为5分，且本周已经大致将睡眠调整到目标时间内，相较之前有所改善。回顾上周家庭作业完成情况如下。

（1）上周末跟老乡一起出去吃饭，进行了友好的交流，发现原来不只是自己面临这种情况，这样的感受并不罕见，大家都这样。来访者感到解脱："不用将那些东西看得那么重，我的性格就是死磕，我需要调整。"

（2）对现有的计划进行了调整：将考试暂时搁置，集中精力完成项目，把写书的事情先放下。这样一来，焦虑减轻了一点儿，也避免了精力分散，主观焦虑情绪评分从8分降到5～6分，让来访者认识到之前的期望过高，现在明白自己的精力是有限的。

咨询师给来访者分析她的抑郁的意象背后的含意："什么都想做好"-焦虑抑郁-注意力不集中、失眠-自责-抑郁-"什么都想做好"。这个抑郁之象有几个具体的表现。

（1）完美主义：给自己安排的事情过多，导致之前浪费太多时间和精力。

（2）从小在别人眼里很优秀，性格比较"要强"，认为自己必须要做好。

（3）大三那次出国交换的机会，她投入特别大的精力，成了学校公示中的第一名，因此推掉了当团委副书记和副主席的机会，结果却出于其他原因被换下来。当发现通知的名单里没有她的时候，她感觉"走得很高但摔下来了，什么都没有了"。由于事与愿违感到很失望，一个月内对事物失去兴趣。由于事情没有按照她的意愿发展，她觉得难以接受，但又不得不接受。因此，她陷入抑郁的认知行为循环：负面想法－负面情绪－消极行为，同时也形成恶性循环。咨询师让来访者去标定这个模式，来访者给这个模式起名为：抑郁的"小黑狗"模式。

咨询师跟来访者讨论了本周要进行的家庭作业。

（1）记录抑郁的"小黑狗"意象。

（2）跟男友聊聊。

（3）找表姐聊聊，因为她挺关心自己的。

最后，咨询结束的时候，来访者表达了她的感受，觉得咨询有"很大的作用"，能让她跳出情绪去客观地看清事情，并且冷静地去看看问题到底在哪里。

3. 第三次

来访者认为本周整体感觉还好，主观焦虑情绪评分为6分，主观抑郁情绪评分为3分，没有特别的情绪，日常中随时有事情在做。其中，有天晚上失眠是因为找房子，期间焦虑达到 5～6 分，但在找到房子后下降至 2 分了，而情绪低落的频率也不频繁。本周家庭作业完成情况如下。

（1）成功记录了"小黑狗"意象模式：通常在一些明确的事情发生之后——如闹钟响了没有起床，事情没有按照计划进行时——会出来。幸好，她在意识到之后并没有继续去想和去做。

（2）跟男友聊毕业旅行让她感到挺愉悦的，然后跟男友一起去看房子，整个假期都在按计划进行，感觉在这个过程中"有个伴"。

（3）表姐去河南参加婚礼，虽然没有见面，但在微信上聊了一下找房子的事情，得到了一些建议。

在本次咨询中，咨询师引导来访者深入探索抑郁的"小黑狗"意象模式，揭示了以下特点。

（1）该意象的情绪特点主要是经常处于后悔状态，这个状态很容易启动"小黑狗"意象。

（2）"小黑狗"模式是可以调整的，特别是自己现在能够意识并觉察到它的存在，然后有意识地与自己对话，不让自己陷到模式里。

（3）该意象模式的触发点包括：一是事情未按计划进行时，她会容易感到后悔，这种触发点会引发焦虑，而她深信"凡事一定要有计划，掌控时间"；二是来访者发现自己不会合理拒绝。昨天老板又找她，希望她能每周花两天的时间，并支付了酬劳，经过沟通后，老板把以前的酬劳补上了。当觉察到"小黑狗"模式时，来访者需要提醒自己"别浪费更多时间"，充分利用剩下的时间，继续进行计划中的事情，如策划毕业旅行、思考几分钟事情，并主动与老板沟通，谈谈自己现实中的困难。

咨询师引导来访者从情绪、感受和思维等不同角度来改变这个意象模式。

（1）转移注意力，看搞笑微博视频。

（2）找朋友聊聊天，在劝导别人的同时让自己感到舒服点儿。

（3）给予积极赋意。

（4）和自己对话："赶紧起来吧，不然又躺一天，浪费时间，咬牙都要爬起来，就那么一瞬间，克服后就会好很多。"走出这一模式带来的是一种愉快的感觉，心里也会更明朗。来访者也谈到了调整这个模式面临的挑战：心平气和地沟通。因此，咨询师跟来访者一起讨论的家庭作业包括沟通方面，例如可以主动沟通、查资料以及阅读卡耐基和萨提亚有关沟通的书籍。

4. 第四次

来访者向咨询师诉说本周有两晚睡眠不好，直到凌晨两点才入睡，主观抑郁情绪评分为4分。尽管本周感到有些焦虑，但她提到剪了头发，感觉特别精神。咨询师跟来访者探讨了本周的家庭作业完成情况。

（1）未能阅读萨提亚的书籍。

（2）积极赋意："既然这么发生，就不用怎么样了，可以做其他事情了。"这一方法产生了良好的效果。

（3）考虑报名心理咨询师二级考试，计划先准备其中一门。

来访者讲到了上周周末，她什么都没干，感觉又回到了以前特别累的状态。不同的是，这次她并没有像以前那样强的负罪感，而是下午重新振作起来，继续干活。她对自己过于追求完美主义进行了深刻反思，总希望把事情都干好，成为别人眼中"优秀"的人，但又觉得自己是个很懒的人，这种自我对比让她对自己失望。她认为"自己没有用"，害怕"我没有能力"，80%的担心是不能回报父母，20%的担心是别人看到她会觉得她落差很大。

咨询师通过苏格拉底式提问的方式对来访者的核心信念进行讨论。来访者讲到了支持"我没用"的证据。

（1）身边有很多人都很优秀，看起来很完美。

（2）从小被夸，却没有办法让父母想买什么就买什么，在经济上没有独立养活自己的能力，无法成为家人的依靠，无法成为家里的"男人"。

同时，来访者也找到了更多的反驳证据。

（1）经济上并不依靠家人。

（2）找到了工作，也确定了住处，即将开始独立的生活。

（3）周围人都很看好她，真的认为她"有能力"。

（4）只要用心，她能够完成一般的事情，如去国外交流。

通过对支持和反驳证据的讨论，来访者产生了新的信念——"其实自己还好，自己是可以的"，有80%的程度是相信这个信念的。来访者认为新信念给她带来的益处是能够给自己制订个计划，并且把计划做好。她认为贯彻这个新的信念所面临的挑战在于自己有拖延症，有点儿懒。

咨询师与来访者讨论了她在本周需要完成的家庭作业。

（1）把答辩准备好。

（2）晚上开始进行复习。

（3）规律化自己的睡眠，并在未来几周内去衡量变化，客观评估并选择合适自己的方式。

5. 第五次

来访者讲述本周至少有两晚上出现失眠，失眠原因是周一要进行答辩、即将参加心理咨询师二级考试和周日有个活动。这一系列的事情导致她感到极度焦虑和烦躁，抑郁情绪主观评分为 4 分。本周的家庭作业完成较好。

（1）预答辩挺顺利。

（2）复习了心理咨询师二级考试。

（3）成功规律化作息，尽管有两个晚上难以入眠。因为她对上述三个事情感到不知所措，不确定该如何选择。

为了进一步了解深层原因，咨询师引导来访者去看与之相关的意象，她的意象是："一个女人瘫坐在沙发上，穿着粉色的旧 T 恤，虚胖且双眼无神，二十多岁，蓬头垢面，周围乱糟糟的，无精打采，坐在的昏暗环境中看电视。她感到不舒服，试图爬起来但无力爬起，讨厌自己的状态，感到迷茫、不知所措。那个女人感觉昏沉，觉得自己掉在泥潭里，充满恐惧和烦躁。她需要休息，在思考一些事情，她有一点儿想放弃，希望有个人来拉她一把。她的妈妈看不惯她，唠叨她的同时帮她收拾房间，而后她也跟着收拾并且把垃圾收了。收拾完成后，她把窗帘拉开了，整个屋子都亮起来了，突然心情变得开阔明朗。之后，她洗了个头，穿着干净的衣服，跟妈妈出门去逛逛。"为了将意象与现实结合起来，咨询师跟她讨论了下周的家庭作业。

（1）跟妈妈打电话，希望妈妈能帮她一下。

（2）在现实中清理屋子，同时把心里那个"很乱的屋子"也在意象中整理一下。

6. 第六次

来访者本周整体感觉"还好"，主观抑郁情绪评分为3～4分，比上周好一点儿。本周来访者硕士论文答辩通过，并决定将二级考试延期。在睡眠方面，来访者有明显的改善，表现为"想睡时能睡着"。在家庭作业完成方面，来访者"提醒自己睡觉的时候不要想这些"，并在现实中整理了自己的屋子，产生了良好的感觉。此外，她给妈妈打了电话，虽然仍然难以直接向妈妈表露情感，但心理上感到高兴。

咨询师带领来访者进一步去观察上周的意象，来访者这样描述："没有上次糟糕，东西虽然有一点儿乱，但有一定的规律、节奏和顺序。她不再瘫坐，而是靠在沙发上，开始站起来动动，没有放空自己。在意象中，她戴着眼镜，穿着家居服，头发扎起。她还打开了窗户，这让整个屋子明亮起来，她感到挺享受的，从抑郁状态里出来了，感觉非常好，很舒服和从容。"

咨询师引导来访者与意象进行对话："你这样很好，状态很好，有一点儿令人羡慕，之前很糟糕，自己咬咬牙鼓励自己行动，去整理周围凌乱的环境，就从这个模式中出来了。"来访者成功摆脱了这种表面上看起来舒服，实际心里充满焦虑的状态。她认识到，如果什么都没有做，就容易陷入"小黑狗"模式。经过与意象沟通，来访者引出了新的领悟。

（1）通过采取行动去改变抑郁，认为"想太多不如去做"。

（2）来访者意识到需要克服那种容易让人陷入混沌的状态，要保持恒心，立刻摆脱，不要让自己陷入"小黑狗"模式。

（3）以前在工作和放松之间的切换上存在极端态度，需要平衡自己的生活节奏。

（4）需要经常花一点儿时间来思考。

（5）需要思考未来的路和生活重心是什么。

（6）计划去云南，找一个安静的客栈以便思考接下来的规划。

咨询师与来访者讨论了接下来的家庭作业。

（1）顺利毕业，并且完成后续的实习项目。

（2）按照自己的节奏和计划去做事情，顺其自然，做自己认为有必要的事情。

（3）与闺蜜交流，并且花时间想接下来的规划。

7. 第七次

来访者本周感觉挺好，主观抑郁情绪评分为2分，没有入睡困难，在十二点前能入睡，没有花过多时间想未来的规划，并且她经常会主动去评估最近的状态。家庭作业完成情况如下。

（1）她主动与闺蜜取得联系，由于闺蜜太忙而未能见面。

（2）她跟领导进行了沟通，争取到了一些休息时间，并向领导请假，计划利用假期时间回顾自己的状态。

（3）她认为给自己腾出时间、给自己留空间很重要，需要学会拒绝，还要为事件设立优先级。

咨询师引导来访者去观察改变后的新意象："在老家的一个院子里，有一个非常安静的花园，她躺在椅子上，想到什么做什么。周围有高高的围墙。仿佛是在云南的湖边，环境开阔而令人静心，微波粼粼，水质清澈，有山，有木栈道，还有大伞。她坐在湖边，感到宁静平和，没有那么浮躁，闻到茉莉花的香气。她感觉时间都是属于自己的，这样的感觉挺难得。"来访者在意象里试图打破围墙，但无法成功，因为围墙修得挺高，将屋子围得像个笼子。但后面她设法把围墙变为了篱笆，躺在吊椅上，感觉很舒服。她认为阳光对她很重要，而墙又太高了，会挡住阳光，所以她打掉了围墙的1/3，将上面设置为篱笆，使整个环境开阔通透。在那里，她荡着秋千，闻着花香，沐浴着阳光。那时候她的主观抑郁情绪评分为1分，感觉找回了心里的那片净土。

咨询师跟来访者探讨如何将新意象转化到现实的行动中去，经过讨论，来访者认为可以采取以下几个方面的具体行动。

（1）她打算出去旅游一次，但不太想花太多的时间到处去玩。

（2）准备装饰一下自己的新家，在家里放很多植物，找到朝南有阳光的地方，并且多留些自己独处的时间。

根据上面的讨论，咨询师跟来访者进一步明确了下周需要完成的践行新意象的家庭作业。

（1）在6月10号之前请假。

（2）在6月份跟合伙人沟通预留一个月时间，或者每周只干两天活。

（3）下周换一个地方居住。不要花太多时间去想，而是去做。

咨询师与来访者共同进行了咨询总结与反馈，来访者认为咨询是一个引导的过程，通过一些方式和方法引导她找到自己解决问题的能力。她强调每个人都有治愈的能力，她意识到以前缺乏觉察和思考，而现在已经开始有了改变完美主义的倾向，她对此感到很满意。她也意识到"小黑狗"意象模式是存在的，消灭不了，要做的是怎么与之相处的问题，清楚地明白要明确事情的重要性，要有先后次序。同时，情绪的刺激很重要，少想多做。

疗效评估

1. 量表评估

（1）初评：贝克抑郁自评量表为19分；自动化思维问卷为73分；功能失调性态度问卷为162分。经量表和访谈评估，来访者为中度抑郁状态。

（2）在治疗第四次后进行了评估：贝克抑郁自评量表为10分；自动化思维问卷为65分；功能失调性态度问卷：173分。

（3）在治疗第七次后进行了评估：贝克抑郁自评量表为1分；自动化思维问卷为55分；功能失调性态度问卷为177分。

2. 意象评估

来访者治疗初期的意象里出现了很多消极的部分：小黑狗、瘫坐、两眼无神、蓬头垢面、乱糟糟、昏暗、泥塘等。意象里的情绪也是负面的，如无精打采、恐惧、烦躁、迷茫。经过治疗，来访者的意象的特点也开始发生转化，如节奏和顺序、靠在沙发上、行动、明亮的屋子等。意象里情绪也发生了积极变化，如舒服、从容等。再深入治疗后，来访者的意象进一步发生了改变，如花园、安静、清澈、茉莉花的味道、秋千、花香、阳光、净土等，她的情绪也发生了根本性变化，如平静、开阔、舒服、通透等。

3. 第三方访谈评估

（1）对整个治疗过程的整体感觉。

我感觉还是很好的，明显感觉到自己的变化，与之前相比，状态好多了。我觉得这个咨询过程是很有必要的。在这几周的咨询中，我发现自己变得更加觉察，能够做出适当的调整。我的心态也好了很多，同时在行为上也能够尝试改变。

（2）关于情绪改善情况的个人感受。

我的情绪确实比以前好了很多，抑郁情绪减轻了一些。当我解决问题时，会感到愉悦，焦虑感也会相应减少一点。整体而言，我的情绪状态就有了很大的改善，感觉不高兴的时间变少了，而且我更倾向于积极地解读事情。

（3）关于行为改变的个人感受。

在行为方面，我现在更愿意尝试有效沟通，学会了适当地表达拒绝，以便更好地调整我的计划和安排。不仅是停留在想的阶段，我也会采取实际行动。

（4）关于认知改变的个人感受。

首先，我现在更愿意花时间客观观察自己，对自己的问题有了更清晰的认识。其次，我以前的完美主义倾向有了一些改变，会逐渐意识到并不是所有的事情都必须做得非常完美。此外，我也变得更加灵活，能够适当做一些取舍，并对那些打破计划的事情做出积极的解释。

（5）生活满意度（0分代表特别不满意，10分特别满意）。

7分。

（6）人际关系满意度（0分代表特别不满意，10分特别满意）。

7~8分。

（7）有没有将治疗中的内容运用到生活中？

没有直接的迁移，有将意象部分迁移到日常生活中，但是不会像在咨询过程中展现的那样，只是在心里跟自己对话。

（8）以前是否接受过其他治疗？

没有。

（9）治疗中最有帮助的部分是什么？

我认为是意象部分。通过意象的介入，我能比较清晰地看见自己，以及明白是哪里出问题了，感觉认知行为层面的一些要点和领悟都具象化了。

（10）治疗中需要改进的部分是什么？

可以多引导着做阶段性回顾，比如有什么变化，做了哪些尝试，效果是怎样的。这样可以清楚地了解自己这几周的变化过程，并且能够把咨询过程中零碎的发现和总结进行归纳，这样便于来访者清楚地掌握自己的状态。

（11）治疗中感觉有困难的时候是如何解决的？满意吗？

好像是咨询中间，回去的时候突然发生了事情，导致我再次陷入了不好的情绪中。当时甚至觉得咨询似乎没用，感觉问题无法被解决。后来，我尝试冷静下来，回顾了在咨询中学到和做过的引导技巧，重新调整了那些事的重要性排序。我也在不断对自己的认知进行调整，尽量避免再次陷入以前那个模式。一个重要的认识是，尽量控制自己不要去想太多，无论做不做得好，先采取行动，边做边思考。后面再去咨询时，对那次经历感受比较深刻。我觉得需要引导自己先养成一些良好的习惯和方式来调整自己，虽然这个过程仍然很漫长，但我知道这是有效的。现在感觉不再像以前那样慌乱和无序，这让我觉得很欣慰。

（12）是否推荐其他来访者使用这种治疗模式？

有机会是会的，我会推荐其他人去尝试，因为我觉得它确实很有用的。我认为这种模式对每个人的影响可能有所不同，但总体而言，它是一种很重要的方式。比如，像意象治疗方法，如果有人询问，我会推荐的，我认为这些方法是行之有效的。

结　语

经过了10年的思考、探索和研究，认知行为治疗中国化的探索——《意象疗心：认知行为治疗的中国化》一书终于成稿，略感欣慰。

中国文化博大精深，个人对其了解实在有限，尤其是在当代的社会文化背景下，如何去将中国文化与起源于西方的认知行为治疗相结合，并且让其能真正服务于新时代的心理咨询与治疗，这是很大的一个挑战。

尽管数易其稿，但仍觉得还有太多需要去研究和探索的部分，只能请读者管中窥豹，去看认知行为治疗中国化探索的路径，或者说本书仅开启了一扇窗户，让大家能透过这扇窗户去看到外面不一样的风景。我们团队将以此为契机，进一步开展相关研究，比如最近在国内四所高校开展的临床疗效对照研究，以及正在翻译牛津大学出版社出版的一本关于认知行为治疗中的意象的书等。如果有同行对这样的研究感兴趣，也可以跟我们联系，诚邀大家一起为认知行为治疗中国化做点儿力所能及的事情。

本书还有很多不足之处，感谢大家的支持、理解和包容。

参考文献

[1] 贝克，埃默里，格林伯格，2015. 焦虑症和恐惧症：一种认知的观点 [M]. 张旭东，王爱娟，等译. 重庆：重庆大学出版社.

[2] 蔡成后，刘姿君，2010. 荣格积极想象技术与沙盘游戏疗法 [J]. 教育导刊（09）：57-60. DOI：10.16215/j.cnki.cn44-1371/g4.2010.09.001.

[3] 陈鼓应，2020. 庄子今注今译 [M]. 北京：中华书局.

[4] 陈侃，高岚，2005. 沙盘游戏的理论与实践 [J]. 教育导刊. 幼儿教育（08）：10-12.

[5] 冯帆，王处渊，刘学，等，2016. 中医心理发展治疗的理论与方法溯源 [J]. 中医杂志 57（22）：1971-1973. DOI：10.13288/j.11-2166/r.2016.22.019.

[6] 冯建国，2010. 积极想象方法的理论与应用研究 [D]. 东北师范大学.

[7] 弗洛伊德，2013. 梦的解析 [M]. 高申春，译. 北京：中华书局.

[8] 侯玉波，2007. 文化心理学视野中的思维方式 [J]. 心理科学进展（02）：211-216.

[9] 侯玉波，彭凯平，朱滢，2016. 中国人整体思维方式量表的编制与确认 [J]. 中国社会心理学评论（02）：45-72.

[10] 侯玉波，朱滢，2002. 文化对中国人思维方式的影响 [J]. 心理学报（01）：106-111.

[11] 蒋乃玢，2019. 论汉字意象的象征性特征 [J]. 西北民族大学学报（哲学社会科学版）（02）：173-179. DOI：10.14084/j.cnki.cn62-1185/c.2019.02.021.

[12] 老子，2021. 道德经 [M]. 张景，张松辉，译注. 北京：中华书局.

[13] 李北容，申荷永，2017. 意象在沙盘游戏疗法中的作用与意义 [J]. 广东第二师范学院学报 37（06）：51-56.

[14] 刘柏慧，柯晓扬，2020. 青少年身体意象与社交焦虑关系的研究综述 [J]. 现代商贸工业 41（07）：87-88. DOI：10.19311/j.cnki.1672-3198.2020.07.042.

[15] 刘昌，2024. 论庄子心理学 [J]. 南京师大学报（社会科学版）（02）：16-26.

[16] 鲁杰，张其成，2011. 中国传统思维方式影响下的中医意象思维 [J]. 云南中医中药杂志 32（04）：10-12. DOI：10.16254/j.cnki.53-1120/r.2011.04.028.

[17] 彭阳，2014. 意象对话的理论研究现状及应用分析 [J]. 校园心理 12（05）：332-334.

[18] 荣格，1988. 回忆·梦·思考：荣格自传 [M]. 刘国彬，杨德友，译. 沈阳：辽宁人民出版社.

[19] 荣格，2021. 自我与无意识 [M]. 庄仲黎，译. 上海：上海文艺出版社.

[20] 申荷永，2004. 荣格与中国：对话的继续 [J]. 学术研究（11）：74-78.

[21] 申荷永，2012. 荣格与分析心理学 [M]. 北京：中国人民大学出版社.

[22] 申荷永，2014. 意象体现与中国文化 [M]. 澳门：洗心岛出版社.

[23] 孙凌，王建平，2013. 儿童自动思维量表在中国中学生群体中的修订 [C]// 中国心理学会. 心理学与创新能力提升——第十六届全国心理学学术会议论文集. 北京师范大学心理学院应用实验心理北京市重点实验室.

[24] 田琪，商庆新，2022. 中医梦诊探析 [J]. 中华中医药杂志 37（06）：3007-3010.

[25] 王振，苑成梅，黄佳，等，2011. 贝克抑郁量表第 2 版中文版在抑郁症患者中的信效度 [J]. 中国心理卫生杂志 25（06）：476-480.

[26] 向慧，张亚林，黄国平，2006. 中国本土化心理治疗的回顾与思考 [J]. 医学与

哲学（人文社会医学版）(02)：64-65.

[27] 薛伟，2023. 基于意象分析的现代诗歌阅读教学实践——以必修（上）第一单元现代诗歌为例 [J]. 中学语文（09）：20-21.

[28] 杨国枢，1988. 中国人的心理 [M]. 台北：桂冠图书公司.

[29] 苑媛，曹昱，朱建军，2013. 意象对话临床技术汇总 [M]. 北京：北京师范大学出版社.

[30] 赵越，2021. 象征与阐释：作为中国传统色彩意象的红色 [J]. 美术教育研究，(12)：36-37.

[31] 朱建军，2001. 我是谁：心理咨询与意象对话技术 [M]. 北京：中国城市出版社.

[32] 朱建军，2006. 意象对话心理治疗 [M]. 北京：北京大学医学出版社.

[33] 朱建军，2016. 意象对话疗法中的四德：信爱知行 [J]. 心理技术与应用 4（03）：183-188. DOI：10.16842/j.cnki.issn2095-5588.2016.03.011.

[34] 朱建军，孙新兰，1998. 意象对话技术 [J]. 中国心理卫生杂志（05）：61-62.

[35] 庄周，2009. 庄子全译 [M]. 张耿光，译注. 贵阳：贵州人民出版社.

[36] ARNTZ A. Imagery rescripting for personality disorders[J]. Cognitive and behavioral practice, 2011, 18（4）：466-481.

[37] AU K H, ZHANG Z, 2018. 传统中医解梦与弗洛伊德释梦之异同及其临床意义 [J]. 世界睡眠医学杂志 5（01）：103-108.

[38] BARNARD P J, TEASDALE J D, 1991. Interacting cognitive subsystems: a systemic approach to cognitive-affective interaction and change[J]. Cognition and emotion, 5（1）：1-39.

[39] BECK A T, 1963. Thinking and depression: I idiosyncratic content and cognitive distortions [J]. Archives of general psychiatry, 9（4）：324–333.

[40] BECK A T, HOLLON S D, YOUNG J E, et al, 1985. Treatment of depression with cognitive therapy and amitriptyline[J]. Archives of general psychiatry, 42(2)：142-148.

[41] BECK J S, 2011. Cognitive behavior therapy: basics and beyond[M]. New York: The Guilford Press.

[42] BLACKWELL S E, 2023. Mental imagery and interpretational processing biases[M]. //WOUD M L. Interpretational processing biases in emotional psychopathology: from experimental investigation to clinical practice. Cham: Springer International Publishing: 97-116.

[43] BREUER J, FREUD S, 1893. On the psychical mechanism of hysterical phenomena: preliminary communication from studies on hysteria[J]. The standard edition of the complete psychological works of Sigmund Freud, (5): 1-7.

[44] BREWIN C R, DALGLEISH T, JOSEPH S, 1996. A dual representation theory of posttraumatic stress disorder[J]. Psychological review, 103 (4): 670.

[45] BROCKMAN R N, CALVERT F L, 2017. Imagery rescripting for PTSD and personality disorders: theory and application[J]. Journal of contemporary psychotherapy, 47: 23-30.

[46] CHALMERS D J, 1993. Toward a theory of consciousness[M]. Bloomington, Indiana: Indiana University Press.

[47] ÇILI S, STOPA L, 2015. Intrusive mental imagery in psychological disorders: is the self the key to understanding maintenance?[J]. Frontiers in psychiatry, 6: 103.

[48] ÇILI S, STOPA L, 2019. Understanding memory-focused cognitive-behavioural interventions through a narrative identity perspective[J]. System.

[49] DIBBETS P, ARNTZ A, 2016. Imagery rescripting: is incorporation of the most aversive scenes necessary?[J]. Memory, 24 (5): 683-695.

[50] DIETER K C, TADIN D, 2011. Understanding attentional modulation of binocular rivalry: a framework based on biased competition[J]. Frontiers in human neuroscience, 5: 155.

[51] EHLERS A, CLARK D M, 2000. A cognitive model of posttraumatic stress

disorder[J]. Behaviour research and therapy, 38（4）: 319-345.

[52] FOA E B, KOZAK M J, 1986. Emotional processing of fear: exposure to corrective information[J]. Psychological bulletin, 99（1）: 20.

[53] FREUD, SIGMUND, 1900. Die traumdeutung. [M] Leipzig: Franz Deuticke.

[54] FREUD, SIGMUND, 2023. A general introduction to psychoanalysis [M]. La Vergne: Sheba Blake Publishing.

[55] HACKMANN A, BENNETT-LEVY J, HOLMES E A, 2011. Oxford guide to imagery in cognitive therapy[M]. London: Oxford University Press.

[56] HACKMANN A, SURAWY C, Clark D M, 1998. Seeing yourself through others'eyes: a study of spontaneously occurring images in social phobia[J]. Behavioural and cognitive psychotherapy, 26（1）: 3-12.

[57] HODGSON R, RACHMAN S, MARKS I M, 1972. The treatment of chronic obsessive-compulsive neurosis: follow-up and further findings[J]. Behaviour research and therapy, 10（2）: 181-189.

[58] HOLLON S D, BECK A T, 2013. Cognitive and cognitive-behavioral therapies[J]. Bergin and Garfield's handbook of psychotherapy and behavior change, 6: 393-442.

[59] HOLMES E A, ARNTZ A, SMUCKER M R, 2007. Imagery rescripting in cognitive behaviour therapy: Images, treatment techniques and outcomes[J]. Journal of behavior therapy and experimental psychiatry, 38（4）: 297-305.

[60] HOLMES E A, GEDDES J R, COLOM F, et al, 2008. Mental imagery as an emotional amplifier: application to bipolar disorder[J]. Behaviour research and therapy, 46（12）: 1251-1258.

[61] HOLMES E A, MATHEWS A, 2010. Mental imagery in emotion and emotional disorders[J]. Clinical psychology review, 30（3）: 349-362.

[62] HOPF T, AYRES J, 1992. Coping with public speaking anxiety: an examination of various combinations of systematic desensitization, skills

training, and visualization[J]. Journal of applied communication research, 20 (2): 183-198.

[63] JUNG C G, SHAMDASANI S, 2009. The red book [M]. New York: W. W. Norton & Co.

[64] JUNG C G, FRANZ M L, 1964. Man and his symbol[M]. London: Aldus Books in association with W. H. Allen.

[65] KAZANTZIS N, BECK J S, DATTILIO F M, et al, 2013. Collaborative empiricism as the central therapeutic relationship element in CBT: an expert panel discussion at the 7th international congress of cognitive psychotherapy[J]. International journal of cognitive therapy, 6 (4): 386-400.

[66] KOSSLYN S M, 1973. Scanning visual images: some structural implications[J]. Perception & Psychophysics, 14 (1): 90-94.

[67] KREIMAN G, KOCH C, FRIED I, 2000. Imagery neurons in the human brain[J]. Nature, 408 (6810): 357-361.

[68] KROENER J, HACK L, MAYER B, et al, 2023. Imagery rescripting as a short intervention for symptoms associated with mental images in clinical disorders: a systematic review and meta-analysis[J]. Journal of psychiatric research.

[69] LANG P J, 1979. A bio-informational theory of emotional imagery[J]. Psychophysiology, 16 (6): 495-512.

[70] LAZARUS R S, LAUNIER R, 1978. Stress-related transactions between person and environment[M]. Boston, MA: Springer US: 287-327.

[71] LE BIHAN D, TURNER R, ZEFFIRO T A, et al, 1993. Activation of human primary visual cortex during visual recall: a magnetic resonance imaging study[J]. Proceedings of the national academy of sciences, 90 (24): 11802-11805.

[72] MANCINI A, MANCINI F, 2018. Rescripting memory, redefining the self: a meta-emotional perspective on the hypothesized mechanism (s) of imagery rescripting[J]. Frontiers in psychology, 9: 581.

[73] MILTON J, POLMEAR C, FABRICIUS J, 2011. A short introduction to psychoanalysis[M]. Newbury Park, CA: Sage.

[74] MORINA N, LANCEE J, ARNTZ A, 2017. Imagery rescripting as a clinical intervention for aversive memories: a meta-analysis[J]. Journal of behavior therapy and experimental psychiatry, 55: 6-15.

[75] NORTON A R, ABBOTT M J, 2016. Self-focused cognition in social anxiety: a review of the theoretical and empirical literature[J]. Behaviour change, 33 (1): 44-64.

[76] PERKY C W, 1910. An experimental study of imagination[J]. The American journal of psychology, 21 (3): 422-452.

[77] PILE V, WILLIAMSON G, SAUNDERS A, et al, 2021. Harnessing emotional mental imagery to reduce anxiety and depression in young people: an integrative review of progress and promise[J]. The lancet psychiatry, 8 (9): 836-852.

[78] PROPST L R, 1980. The comparative efficacy of religious and nonreligious imagery for the treatment of mild depression in religious individuals[J]. Cognitive therapy and research, 4: 167-178.

[79] SAMPSON E E, 1988. The debate on individualism: indigenous psychologies of the individual and their role in personal and societal functioning[J]. American psychologist, 43 (1): 15.

[80] SHARP D, 1991. Jung lexicon[J]. The jung page. Reflections on psychology, culture and life.

[81] SINGER, J L, 2006. Imagery in psychotherapy[M]. Washington, DC: American Psychological Association.

[82] SISEMORE T A, 2012. The clinician's guide to exposure therapies for anxiety spectrum disorders: integrating techniques and applications from CBT, DBT, and ACT[M]. Oakland, CA: New Harbinger Publications.

[83] THIBAUDIER V, 2011. 100% Jung [M]. Paris: Éditions Eyrolles.

[84] VAN DEN BERG K C, HENDRICKSON A T, HALES S A, et al, 2023. Comparing the effectiveness of imagery focussed cognitive therapy to group psychoeducation for patients with bipolar disorder: a randomised trial[J]. Journal of affective disorders, 320: 691-700.

[85] VAN DER WIJNGAART R, 2021. Imagery rescripting: theory and practice[M]. London: Pavilion Publishing.

[86] WELLS A, CLARK D M, SALKOVSKIS P, et al, 1995. Social phobia: the role of in-situation safety behaviors in maintaining anxiety and negative beliefs[J]. Behavior therapy, 26(1): 153-161.

[87] WICKEN M, KEOGH R, PEARSON J, 2021. The critical role of mental imagery in human emotion: insights from fear-based imagery and aphantasia[J]. Proceedings of the royal society B, 288(1946): 20210267.

[88] WILD J, HACKMANN A, CLARK D M, 2007. When the present visits the past: updating traumatic memories in social phobia[J]. Journal of behavior therapy and experimental psychiatry, 38(4): 386-401.

[89] WILD J, HACKMANN A, CLARK D M, 2008. Rescripting early memories linked to negative images in social phobia: a pilot study[J]. Behavior therapy, 39(1): 47-56.

[90] WILHELM R, 2013. The secret of the golden flower: a Chinese book of life[M]. London: Routledge.